ようこそ
心療内科の
世界へ

「心療内科」と聞くと、こんなイメージでしょうか。

- **怖い**
- **敷居が高い**
- **自分には関係ない**

こころの病気は誰にでも起こりうることです。
それはあなた自身にも、
あなたの周りにいる大切な人たちにもです。
これからはじまる話は、
ひょんなことから心療内科のクリニックを受診することとなった
27歳の女性が、「こころの病気」や「うつ病」、
「いかに、うつを治すか」などについて学びながら
回復していくプロセスをわかりやすくリアルに伝えるものです。
病気への理解をはじめ、医学的見地にもとづいた
呼吸法、生活指導、認知行動療法などを通じて、
「薬に頼らず、うつを治す」ということを知ることができます。
読者のみなさまも、実際に患者になった気持ちで
読み進めてみてください。

復職後再発率ゼロの心療内科の先生に「薬に頼らず、うつを治す方法」を聞いてみました　目次

第一部　うつとの遭遇

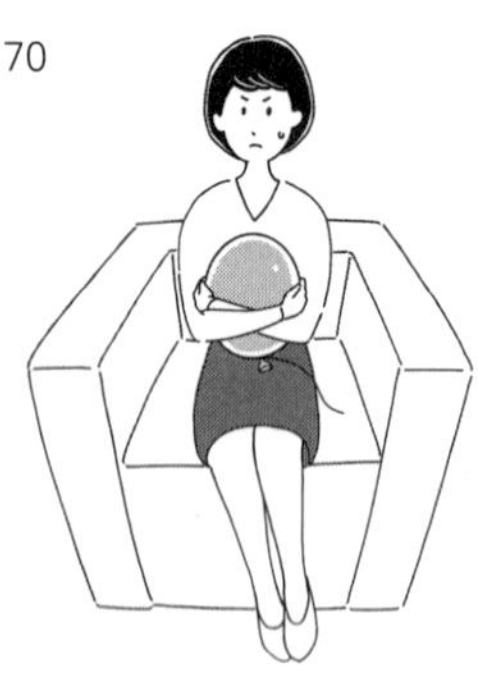

第二部　「今」を生きる

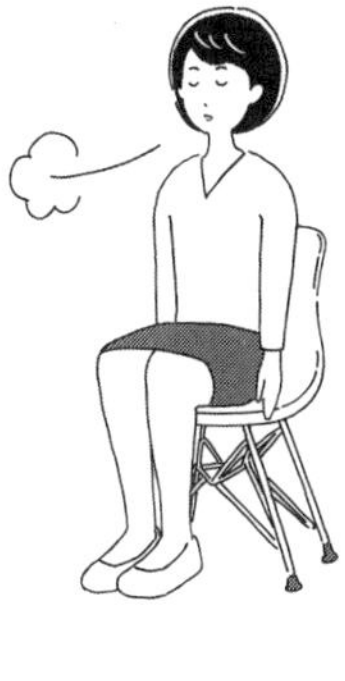

ブックデザイン　杉山健太郎
イラスト　北川ともあき
DTP　藤原政則

第一部　うつとの遭遇

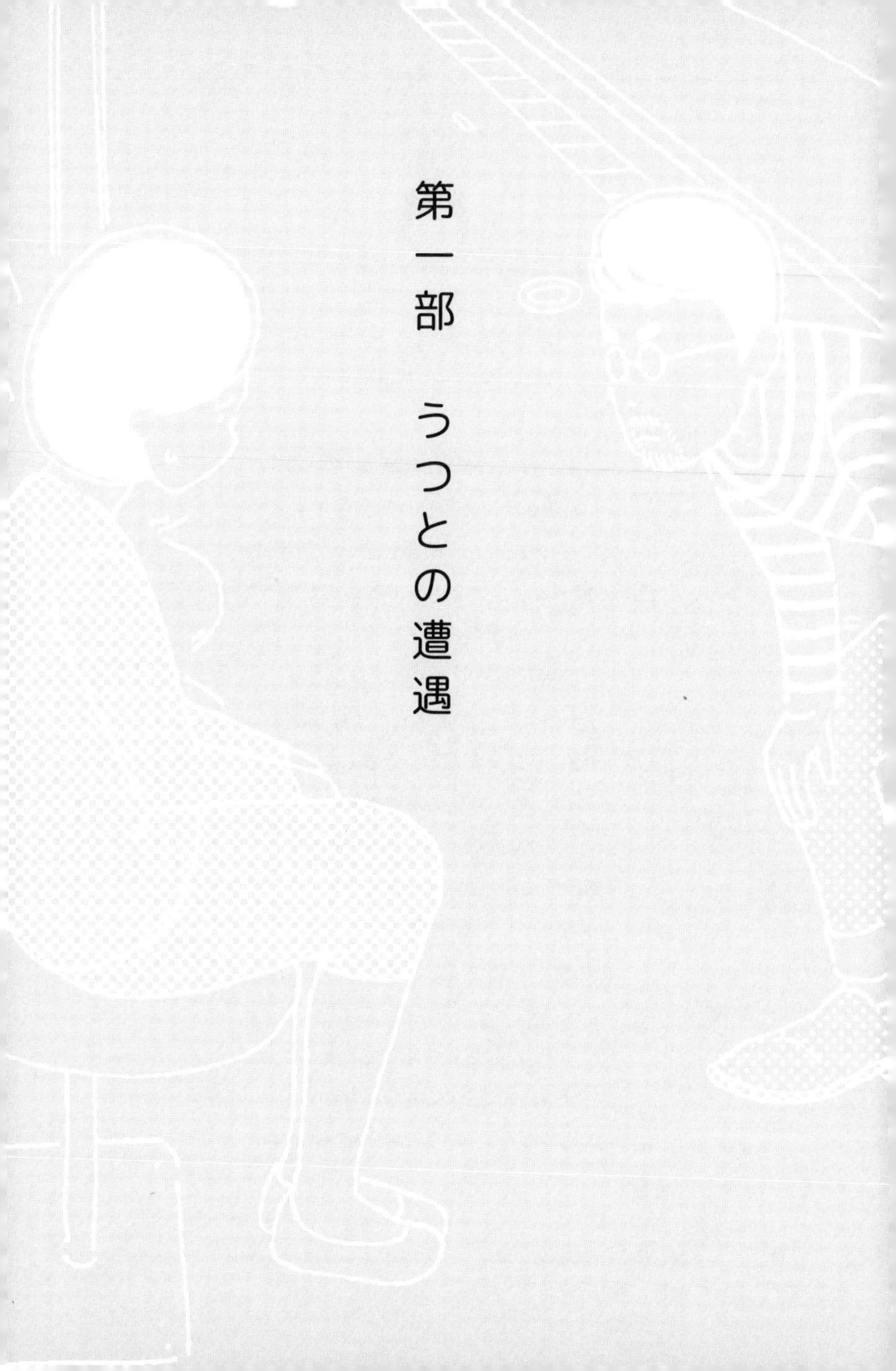

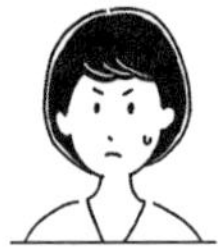

私の名前はハレノヒナタ、
「晴野ひなた」と書きます。

小さな広告代理店に勤めている
大卒５年目のＯＬ、営業職です。
父に言わせると、「晴野」という苗字は、
日本に数十人しかいないレアなものだそうです。
小学生のころ、父に
「苗字が晴野で、名前がひなたって
そのままますぎない？」と言うと、
「日陰よりはマシだろ」と言われたことを
今でも覚えています。
「ひなたのくせに根暗だ」と
男の子にからかわれることがイヤで、
「なんでこんな名前にしたの？」と
母に食ってかかったこともありました。

そんな私も今年で27歳。
毎日社会の荒波にもまれながらも、
必死でなんとか、がんばっています。

電車で気を失いそうになったら、目の前にいた謎のおじさん

ある月曜日の朝。この日の私は、いつものように家を出て、いつものように駅まで歩いて、いつもの電車のいつもの車両に乗り込んで、いつもの景色をいつもの窓から見ていました。

天気は晴れだったので、きっと空は青かったんだろうと思います。でも、思い出す景色は白黒。なんとなく色を失った砂絵のような風景が視界を横切ります。

満員の通勤電車に揺られながら、身動きひとつできない状態でドアの近くの手すりにつかまっていると、人の塊《かたまり》が押しくらまんじゅうのようにのしかかってきます。「き・つ・い……」。急に胸がザワザワして、肋骨《ろっこつ》の外側が少しバクバクしてきました。

私は目を閉じました。立っていられないような感覚に、手すりを握る手に力を込めます。身体が少しガタガタと震えて、汗がジワッと出てきました。

今にも倒れそうになりましたが、荒い呼吸をしながらなんとか正気を保ちます。でも、「もう無理かも……」と気を失いそうになったそのとき、電車の扉が開きました。

私は反射的に電車から降りました。

いつもの駅とはちがう、降りたことのない駅のホーム。

ベンチの前にひざまずき、右腕を座面に乗せて寄りかかるような姿勢で顔を伏せ、私はしゃがみ込んでしまいました。意識はもうろうとしながら、多くの人がしゃがみ込む私のかたわらを通りすぎていく気配だけを感じていました。すると、うっすらと何か声が聞こえます。

「大丈夫ですか？」

その声が自分に向けられたものだと気づくと、私はゆっくりと顔を上げました。

目に映ったのは、穴の開いたジーンズに青いボーダーラインのTシャツを着たおじさん。しゃがんで私をのぞき込んでいます。おじさんはオシャレな黒ぶちメガネをかけ、つま先が少しとがった革靴はピカピカに磨かれています。たぶん駅員さんだろうと思って顔を上げた私は、想像とちがい、固まってしまいました。

「大丈夫ですか?」

もう一度、おじさんに同じ言葉を投げかけられて、私は我に返って答えました。

「だ、だ・い・じょうぶです」

けして大丈夫な状態ではなかったけれど、ここで「大丈夫ではありません」と答えても迷惑をかけるだけです。しばらく休んでいれば、きっと大丈夫だという旨をおじさんに伝え、私はベンチに座り直して再び顔を伏せました。

(最近、とくに忙しかったたし、ホント疲れてるな……)

そう思いながら、私は目を閉じて、自分の状態を整えようと、フーフーと呼吸しました。それを繰り返していると、少し気分が落ち着いてきました。

さらに、大きな深呼吸を二度、三度しました。意識も少しずつまともになり、そのままの姿勢で会社に連絡を入れました。

「電車に乗っていたら気分が悪くなって、途中の駅で少し休んでから向かいます」。

そう上司に伝えると、すぐに電話を切りました。

そして、ゆっくりと顔を上げると驚きました。おじさんはまだいたのです。私が座っている席から、空席を2つ挟んだ席に座って私を見つめています。

「本当に大丈夫ですか？」

おじさんは、また同じ言葉を口にしました。なぜか大丈夫ではないことがわかっているかのような口ぶりです。私は少し警戒しました。

（もしかして、怪しい人なんじゃないだろうか？）

まさか、こんな朝っぱらから変な人との遭遇もないだろうと考えながらも、スキあらばと女性を狙う輩《やから》が、今ここに出没してもおかしくはないとも思えました。

いくら優しい気づかいだとしても、何度もされるとしつこく感じるものです。私は、とりあえず礼だけは言って、その場を立ち去ろうと思いました。幸い、もう座っていなければならないほどの状態ではありません。

「大丈夫です。ありがとうございます」

そして立ち上がって歩き去ろうとした瞬間、おじさんは言いました。

「私、医者なんです」

（お医者さん!?）

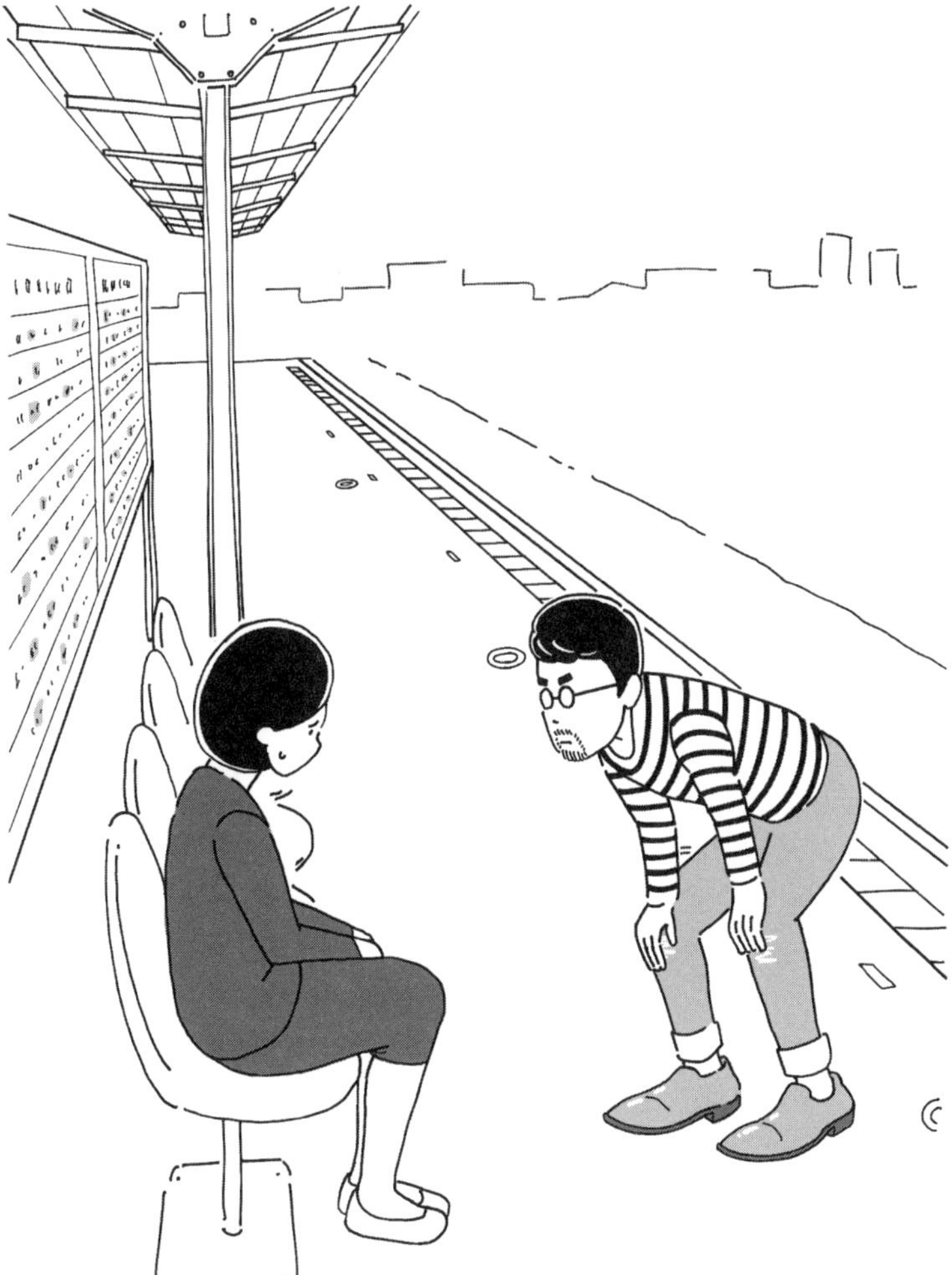

疲れじゃなくて、こころの病気!?

破れたジーンズなんて、お医者さんらしくはないなと思いながらも、おじさんをまじまじと凝視しました。

「医者なんです」という言葉に思わず、立ち止まってしまったのは、突然の汗に動悸《どうき》にめまいに悪寒《おかん》に……、とにかくさっき突然訪れた症状に、私は少なからず不安を感じていたからかもしれません。おじさんは続けます。

「こんなところに、しゃがみ込んで、見るからに具合が悪そうだから……」

「急に体調が悪くなって……」

「急に?」

「そう、満員電車で圧迫されて、胸がザワザワして、ギュウウッと締めつけられて、めまいや、動悸や……」

おじさんのメガネの奥が少し光りました。

「もしかして、ここのところずっと忙しかったりしなかった？」

よくぞ聞いてくれたと思いました。おじさんが、お医者さんだということに安心したのかもしれません。

飛び込み営業が苦手で苦手で、考えるだけでストレスだと話しました。おじさんは大きくうなずきながら話を聞いてくれます。

次に、ノルマに達しなかった翌月は、会社に戻ってから翌日の行動計画表を提出するために毎日残業だと、思わず愚痴もこぼしていました。

おじさんはとても聞き上手で、初対面にもかかわらず、信じられないくらいにいろいろと話す自分がいます。ひとしきり話し終わると、おじさんは尋ねました。

「夜はよく眠れてる？」

そう言われて考えてみると、ここのところちゃんと眠れていないような気がします。

おとといなんて、目覚ましが鳴る1時間も前に目が覚めてしまったのです。こんなことは、今までにないことでした。

もう眠れない気がしたので、出社の準備をしようとしますが、身体が全然言うことをきいてくれません。起きようと思っても、身体がずっしりと重い。ベッドのへりに座るだけで精いっぱい。そのまま目覚ましが鳴ったのを合図に、なんとか準備をして、はうように家を出たことをおじさんに伝えました。

「なるほど……。ところで、いつも朝は気持ちよく起きられてる?」

(これまた、そうでもない……)

そう思ってから私は答えます。

「目が覚めた瞬間、お腹の上に砂袋が乗っているような感じがすることがときどきあって、そんな日はとくに起きられないんです」

「ふ〜ん、なかなか、ストレスがキツそうだね……」

そう言った瞬間、おじさんのオシャレな黒ぶちメガネの奥の眼光が心なしか鋭さを増したのです。でもそんなことより、話したい気持ちがまさっていた私は続けます。

「朝起きてからずっと、ワッサワッサと胸の中で何かが動いているようなときもあるんですよ」

「なるほど……」

「心臓と肋骨との間の狭い部分に膿《うみ》が溜まっているような違和感で、怖くなって近所の病院で診てもらったんです」

「結果はどうだった？」

「異常なしだと言われたんですけど、やっぱり何か内臓の病気じゃないかと心配しているんです」

「そうなんだ……」

ひと通り話を聞き終わってから、おじさんはあっさりと言いました。

「それは、きっと内臓の病気じゃないね」

「本当ですか！」

おじさん、もといお医者さんのその言葉に、身体のどこか悪いのかと思っていた私は少し安心しました。

「病気じゃないんですよね！　やっぱり、私、疲れてるんですかね」

「いや、そうだけど、そうじゃないんだ……」

そのイエスかノーなのかよくわからない言葉に、私の頭の上に疑問符が浮かびます。

「おそらく、こころがちょっと弱ってるんじゃないかな」

（こころが弱っている？）

〝こころの問題〟なんて考えたこともなかったので、私は驚いて聞き返します。

「え？　疲れているだけじゃないんですか？」

ここでおじさんはキッパリと告げました。

「いや、メンタル不調かもしれない。今度うちの診療所に来てみてよ」

「診療所って……」

「こころを治すクリニック。心療内科ってやつだよ」

おじさんはサラッと答えます。

私は去年メンタル不調で長期休養に入った会社の先輩のことを思い出しました。その先輩は見るからにドヨーンとして覇気が全然なく、いつも落ち込んだような感じで、光を感じられないうつろな目をしていました。

今の私は、さすがにそんな感じではないはずです。私は、あわてて否定しました。

「私が心療内科？　大丈夫ですよ」

「いやいや、こころが弱っていて、身体に症状が出はじめている気がするから。これは放っておかないほうがいい」

「いやいや何を言ってるんですか？　私が？　メンタル？　勘弁してくださいよ」

「誰でもみんな最初はそう思うんだよ。事実、体調が悪くなって、こうしてしゃがみ込んだりしてるでしょ」

（たしかに……。でもそれは疲れ……。こころって？）

黙り込んでしまった私に、おじさんはたたみかけます。

「誰にでもあるんだよ。こころが骨折するようなものだから」

（こころの病気が〝こころの風邪〟みたいな言われ方をするのは聞いたことがあるけど、〝こころの骨折〟って何？）

でも、骨折と言われて私の気持ちは少し軽くなりました。こころの病気って、もっと何か恐ろしい専門的な病名を聞かされるかもしれないとおびえていたら、そうでもありません。何より骨折なら、そのうちに完治しそうです。

「こころも、知らない間につまずいたり転んだりして、運悪く骨が折れてしまうようなことがあるんだよ。これは誰にでも起こりうることなんだ」

「誰にでも起こりうる」と聞いて、私の気持ちはさらに軽くなりました。メンタル不調になるのは、こころが弱い人間だと思っていたのかもしれません。

「だからさ、心療内科と言っても、かまえなくていいんだよ」

そう言うおじさんの顔を見ながら、私はここ最近の自分を振り返りました。

（そう言えば、少し前から気分が乗らないようなときがよくあった）

（1日中、胃が痛くてしかたがなかったこともある）

（朝、起きられない自分がイヤで自責の念に押しつぶされそうになったこともあった）

（なぜか、急に涙が出ることがあった）

（わーーーーっと叫び出したくなるときがあった）

ここ最近のさまざまなことが、私の脳裏を行ったり来たりします。ハッと我に返った私は答えます。

「かまえなくていいって言っても、やっぱり心療内科って言われると……」

おじさんは、そんな私を無理に説き伏せようとせず、相撲で勝負が決した相手を最後にそっと寄り切るかのように、おだやかに言葉を続けました。

「まぁ、駅のホームでナンパされた人とお茶するくらいの気持ちでおいでよ」

（それも十分、私にとってはハードル高いんですけど……）

おじさんは、ためらっている私のことなど気にせず、続けます。

「来週の土曜日の午後1時は大丈夫？」

「は、はぁ……」

そして1枚の名刺を私に差し出しました。名刺には、「ボーボット・メディカル・クリニック院長 亀廣聡」と書かれています。

「カメヒロ先生ですか？」

「そう、鶴は千年、亀は万年のカメヒロだよ」

(ちょっと言い回しが古くさいんですが……)

そう思いながらも、ふだんの仕事のクセで思わず名刺を差し出してしまう私です。

(つかみどころがないけど、ときどきすごみを感じて、この先生、仙人みたいだな)

そう思った私のこころの中で、亀廣先生は〝亀仙人〟と名づけられました。

「晴野ひなたさんですね。お待ちしてますよ」

「亀せん……、いや亀廣先生……。あっ、はい」

こうして私は、自分には絶対に縁がないと思っていた心療内科の門を、人生ではじめてくぐることになったのです。

迷いながらも、意を決して心療内科のドアを開く

亀仙人と出会ってから、私はインターネットでいろいろと調べて驚きました。私の感じている不調は、メンタル不調の人たちの症状とことごとく一致するのです。「たしかに……」。この言葉を、私は何度パソコンの前でつぶやいたことでしょう。心療内科の予約をした（正確に言えば、予約をされた）土曜日が近づくにつれ、「これは一度診てもらったほうがいいかも」という気持ちが少しずつ芽生えてきました。

亀仙人と出会った小さな駅から3駅ほど北へ進んだ大きな駅に心療内科はありました。駅のホームからエスカレーターを降りて自動改札を出ると、そこは大きな駅ビルの2階です。真正面には百貨店が口を広げて待ちかまえています。新作のファッショ

ンが展示されている華やかなウィンドウに、少し前ならなんとなく吸い込まれていたのですが、ここ最近は何の魅力も感じません。

(中央改札を出て左……)

私はこころの中でつぶやきながら、左に向かって歩きました。駅ビルの2階にあるすべての出口からは、歩道橋に直接出ることができます。いくつかある駅前ビルの中でも最も古そうなビルの4階のフロアを歩きながら、やっぱ、やめておこうかなという気持ちが頭をもたげます。クリニックの入り口に立つと、その気持ちはさらに大きくなっています。

(やっぱり、心療内科って入りにくい。それに、単なる気のせいかもしれないし……。いや、でも、たしかにどう見てもメンタル不調の症状なんだよな……。ここまで来たら、う~ん、もう行くしかないか)

「心療内科に行くと、ほとんどの人がうつ病と診断されて、薬を処方されるだけだよ」

昔、聞いた友だちの言葉がよみがえります。大嫌いな飛び込み営業と何かが重なります。ためらいながらも、私は意を決してクリニックのドアを開けました。

思ったよりも軽く開いたドアの向こうには、静かな異世界が広がっていました。入ってすぐの右側に、白い受付のカウンターがあります。女性が1人、おだやかなトーンで対応してくれました。左側には待合室が広々と広がっていて、1人用の座イスが壁を背に向かい合わせで10脚ほど並んでいます。

「このイスおっしゃれ〜」

私の口から思わず小さな声がこぼれます。スチールパイプを使ったデザイン性の高いイスで、座ってみると座り心地は満点です。

女性シンガーの歌うジャズがスピーカーから静かに流れています。その音を邪魔するわけでもなく、時折、患者を診察室へと促す静かな声が響きます。おそらく亀仙人の声です。無言で腰かけている人が1人ずつ診察室へと消えていきます。

しばらくして私の名前が呼ばれました。私は、静かに診察室の扉を開きました。

「よく来てくれたね」

友だちのように笑顔で挨拶する亀仙人に、私は少々緊張しながら答えます。

「せ、先日は、あっ、ありがとうございました」

はじめて入る診察室はかなりの広さです。奥にオシャレな大きなデスクがあって、亀仙人がこちらを向いて座っています。

手前にはコの字型のソファー。真ん中には小さなイスを2つほど従えたガラステーブルが置かれています。テーブルの上には雑誌と新聞。文字のいっぱい書かれたホワイトボードに、ごちゃごちゃと本が詰め込まれた本棚もあります。調度品のすべてが、これぞミッドセンチュリーといったミニマルデザインで統一されていて落ち着きます。

私の思っていた心療内科の診察室は、もっと狭くて、先生とは近くで向き合って……、とにかくイメージとは大きくちがいます。

(診察室というよりは社長室？　いや社長室にしてはゴチャゴチャとしすぎ。これはまるで家のリビング？　亀仙人の部屋に遊びに来たみたいだ)

キョロキョロあたりを見回す私に、亀仙人は言います。

「普通の診察室は思いっきり対面式だからね。それだと威圧感あるでしょ」

「たしかに……」

「うちは、できるだけリラックスして話せるように、威圧感を取り除いて、照明やルームアロマにも気を配ってるんだ」

「へぇ〜……、それにしてもゴチャゴチャしすぎてません？」

（思わず、つい本音が）

「でもね、これだと話しながらあっちこっちに視線をやれるでしょ？」

たしかに、こんなふうにいろいろと物があれば視線をそっちにやりながら、気楽にやりすごすことができそうです。

「どこに座ればいいんでしょうか？」

「好きなところに座ってくれていいから」

なんとなく、私は左側のコの字形ソファーに腰を下ろしました。

「一番居心地がよさそうなところに座ってもらわないとね。だって、初診は長めに話を聞くことになるからね」

「長め？」

「そう、軽く2、3時間はかけて、いろいろ話を聞かせてもらうことになるから」

「2、3時間！」

思わず甲高い声が出てしまいました。

（2、3時間も！　そんな診察聞いたことがありません）

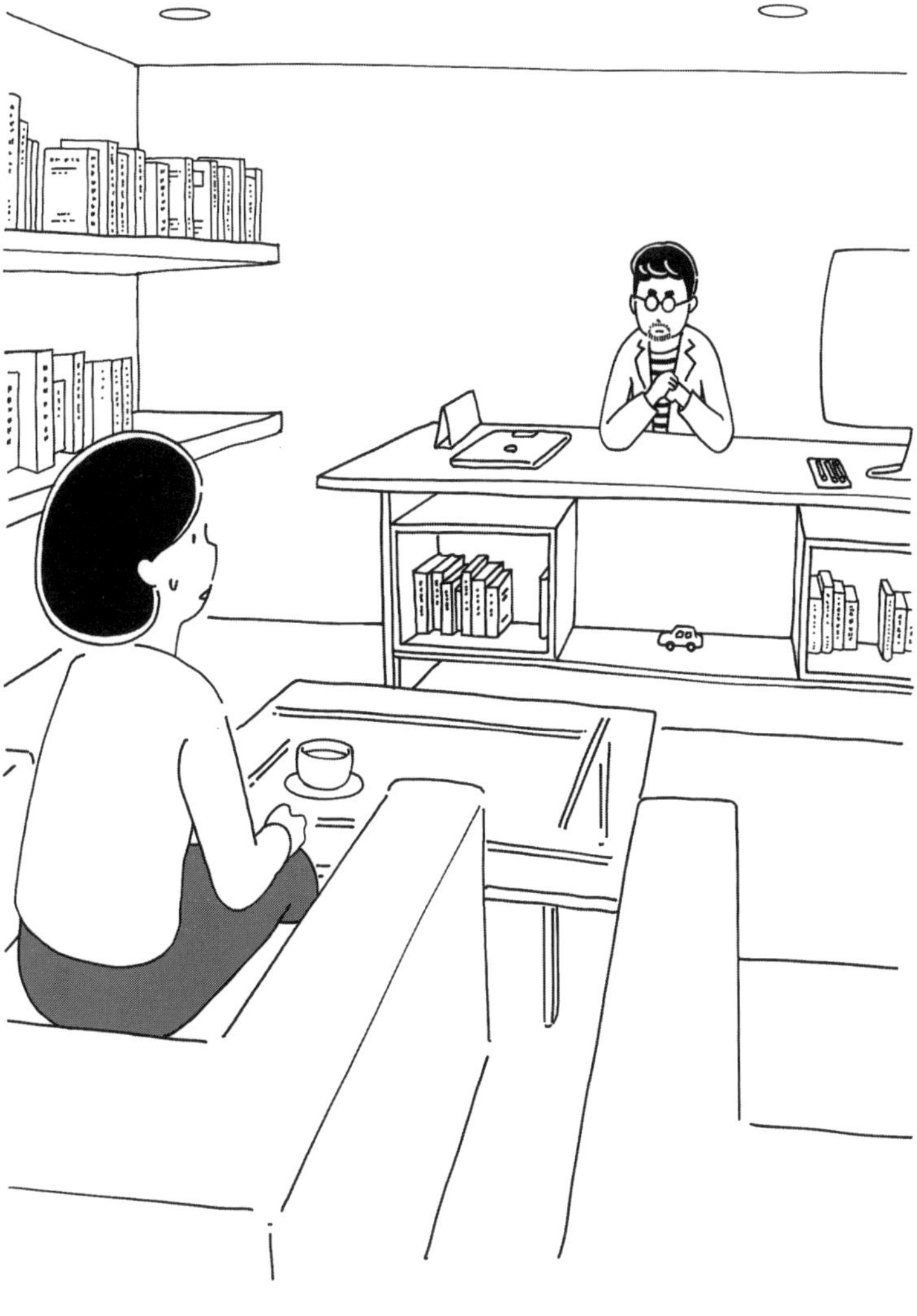

復職後再発率ゼロの心療内科

「これからひなたちゃんの病気について話していくけど、まず初診を問診票と15分程度の診察のあと、すぐ薬が出て終わるようなクリニックはやめたほうがいいと思うよ」

「普通の病院はそんなものだと思いますけど」

「こころの病気は、そんな診察ではわからないから」

「そういうものでしょうか」

「そう、それにここは病院ではなくクリニックだからね。ひなたちゃん、病院とクリニックのちがいってわかる？」

「え～と、病院は日本語で、クリニックは英語」

ドテッ……。亀仙人は吉本新喜劇ばりに、ズッコケました。そんな、いかにもな亀仙人のリアクションに、思わず私は笑ってしまいました。

「そうではなく、法律で決まってるんだ」

そして亀仙人は、病床数のちがいで病院とクリニックとに分類されるんだということを簡単に説明してくれました。（※1）

※1　クリニックや医院は診療所の通称。診療所と病院とのちがいは主に病床数で、病院は20床以上の病床数を備えている必要があるが、診療所は入院施設がなくてもＯＫ。総合病院の場合は１００床以上。他にも医師や専門スタッフの配置の定義にちがいがある。

私は「へぇ～」とうなずくしかありませんでした。

「つまり、先生は小さな医院の経営者ってことですね」

「そう。その専門が心療内科ってこと」

「いわゆる、精神科ってやつですね」

「いやいや、精神科と心療内科も少しちがうんだ」

亀仙人の解説によると、精神科はこころの症状を扱う診療科で、不安や落ち込み、イライラといった気分症状や幻聴・幻覚、異常なこだわりや眠れないといった症状を扱うのに対して、心療内科は心理的・社会的な要因から引き起こされる身体の症状を扱う内科ということのようです。

精神科と言ってしまうと敷居が高くなるので心療内科の看板を掲げるなんてこともあるらしくて、どうにもこうにも素人には理解が難しい。

「ふ～ん」

気のない返事をする私に、亀仙人は言いました。

「ま、一般的にはどっちも同じようなものだけどね」

ドテッ……。今度は私が思わず吉本新喜劇ばりのリアクションをしてしまいました。

診察というよりは、雑談をしているかのように亀仙人は話を続けます。

(今思えば、このときにもう診察ははじまっていたのだと思います)

「うちのクリニックはリワーク支援専門の心療内科なんだけど、リワークって何のことだかわかる？」

「リワーク？」

「日本語で言うと『復職』。和製英語なんだけどね。メンタル不調で仕事を休んだ人が、職場に復帰する手助けをするんだ。それを1人ひとりじっくりと診ていくために、うちのクリニックでは、職域メンタルヘルス関連の疾患以外はお断りしているんだ」

「仕事でこころの病気になった人限定ですか？　病気を選ぶなんて変わってますね」

「そうだね。なんでもいらっしゃいというクリニックが多いかもしれないけど、うちは特化して取り組むことで効果を上げているんだよ。そして成果につなげる」

　自信満々の亀仙人は続けます。

「それではここで問題です。復職しても5年以内に再発してしまう人の割合って、全国平均で何％でしょう？」

「なんで突然クイズですか？」

「適当でもいいから、答えてみてよ」

「う〜ん、じゃ……、半分」

「正解！」

ドテッ……。適当に答えたら正解なんて。ドラマでもありえない展開に、私は思わず、またズッコケてしまいました。

※2　2017年厚生労働省の調査によると、大企業の従業員のうつ病再発に伴う再休職率はリワーク後1年で28・3％、2年で37・7％、5年で47・1％。

「そんなに高いんですか⁉」

5年以内に半分近くの人が再発すると聞いて、モクモクと黒い雲が立ちこめてきました。そんな雲を吹き飛ばすかのように亀仙人は言います。

「でも、安心して。うちのクリニックの再発率は……」

「はい」

「再発率は……」

「はい」

「再発率は……」

「引っ張りすぎじゃないですか」

「なんと、0％！」

「0％⁉　ホントですか！」

「本当だよ、そんなウソつかないよ」

「すごいじゃないですか！」

亀仙人は、自分では気づいていないと思いますが、得意げに鼻をふくらましています。そんな亀仙人を見ながら、ぼそりとつぶやいていました。

「このクリニック、普通とちがうけど、もうちょっと話を聞いてみたい」

そもそも本当にうつなの？

亀仙人は鼻をふくらませたまま続けます。

「再発率0%には、当然ながら理由がある」

「どんな理由があるんでしょうか？」

私は少し身を乗り出して食いつきます。だって、なんといっても全国平均が47・1%もある再発率です。それが0%をキープしているなんて、すごすぎます。

（いったいどんな治療法？　治療法でなければ特別な薬？　それか、なんかよくわからないマシンを使うとか？）

グルグル回る考えをあざ笑うかのように、亀仙人は言いました。

「正しい診断をきっちりと下して、正しい治療を行うこと」

ドテッ。またまた私はズッコケます。

「それって、当たり前じゃないですか」

どんなすごい方法を聞かせてくれるのかと思っていたら、正しい診断に正しい治療って……。ほおをふくらませる私を、なだめるかのように亀仙人は言います。

「いやいや、心療内科の世界では、それがなかなかできていない現実があるんだよ」

亀仙人は大きなデスクのイスから立ち上がると、右側に置かれているホワイトボードの前に移動しました。

いっぱい書かれている文字の半分くらいをサササッと消すと、黒色のホワイトボードマーカーのキャップをポンとはずして「抑うつ状態（※3）」と書きました。

※3 「抑うつ状態」とは、日常的にはうつ状態と表現されることが多く、憂うつ、落ち込むといった気分が強く、かつ持続している状態のことを指します。

「ひなたちゃん、まず、心療内科を受診する人の抑うつ状態というものには、病的なものと、病的でないものがあるんだ」

亀仙人のホワイトボードを使ったレクチャーに、私は思わず身を乗り出します。学校の授業とちがって自分に直結するのです。でも、いまいち意味がよくわかりません。

「病的じゃない抑うつ状態って、いったいなんですか？」

「ま、簡単に言うと、単なる落ち込みだね」

「落ち込み？　そんなことで心療内科に来る人がいるんですか？」

「いるよ。たくさん。失恋したとか」

「私なんて、そんなのしょっちゅうですよ」

「そうだよね」

「……ここは否定するところだと思いますけど」

「ごめん、ごめん。でも実際に、失恋のショックで来院して次の予約までしたのに、2週間後、もう元気になったのでいいです、ってキャンセルが入ったり」

「はぁ……」

「女性は立ち直りが早い……。女性は怖いよ……」

何を思い出しているのか、亀仙人はぶつくさ言いながら続けます。

「まぁ、これは、そもそも誰にでもある気分の一時的変化で、治療対象外」

「そりゃそうですよね」

「他にも夫婦ゲンカしたとかもあったね。そういう相談は、心療内科ではなく、みのもんたにしてくれ〜」

なんのことだかキョトンとする私に、亀仙人は言います。

「午後は○○おもいッきりテレビの、おもいッきり生電話のコーナー、知らない？」

「知りませんよ」

「昭和なのか〜、時代の変遷《へんせん》が早すぎる……」

よくわからないことを口走る亀仙人をさておいて、そんなに気軽に心療内科を訪れる人もいることに私は驚きます。亀仙人は続けます。

「うちのクリニックは大手も含めて30数社の企業と顧問契約を交わしているんだ。その社員の中には、そういう人もたまにいるんだよ」

（なるほど……）

「駅前クリニックで診察するという前提で言うと、問題は、抑うつ状態（抑うつエピソード）を示す病気には6種類程度あるってことなんだ」

「6種類ですか」

6種類が、多いか少ないかはよくわかりません。でも、そう答えながら、(私もやっぱうつなのかな……) そんな考えが浮かんでは消えます。

「認知症も抑うつ状態を示すことがあるけど、うちでは診ていないので省くからね」

亀仙人はそう言いながら、ホワイトボードにテキパキと書いていきます。

・双極性障害
・大うつ病(うつ病)
・抑うつ体験反応(神経発達障害との併存症として広義の適応障害を含む)
・症候性抑うつ状態
・統合失調症の抑うつ状態
・薬剤性抑うつ状態

なんだか恐ろしげな病名の羅列に、私は少し圧倒されました。

「この中で、実際に抗うつ薬が効くのはひとつ、大うつ病（うつ病）だけなんだ」

なんだかよく理解できないので、私は尋ねました。

「ということは、つまりどういうことでしょうか？」

「つまり多くの人が、抑うつ状態だけにフォーカスして『うつ病』だと診断されて、うつ病にしか効かない『抗うつ薬』を処方されているってことだよ」

「それ、思いっきり問題じゃないですか」

「そうなんだ、ほとんどの場合は抗うつ薬じゃ治らないんだよ。実際に、うつ病だと診断されて、うちのクリニックに転院してきた例はこれまでに540例ほどあるんだ」

「めちゃくちゃ多いですね」

「それだけ状況が改善されない長期療養者が多いってことでもある」

驚きの実態を耳にして、私は思わず黙ってしまいます。沈黙を破るかのように亀仙人は言いました。

「ここで問題です」

「また、クイズですか？」

「転院してきた患者さんのほとんどがうつ病だと診断されて、抗うつ薬や睡眠薬などを出されていたんだけど、その中で実際にうつ病だった患者さんは何人でしょう？」

え～……。想像もできませんでしたが、抑うつ状態には6種類あるという言葉を思い出して答えました。

「もしかして、6分の1でしょうか」

「ブブゥ！」

「お医者さんの診断ですもんね。さすがにもっといますよね」

「いや、正解は、2人なんだ」

「2人⁉　540人中、たったの2人ですか？　それって……、たったの0・37%じゃないですか」

私は子どものころ、そろばん塾に通っていたので、暗算は得意なのです。亀仙人は目を丸くして言います。

「ひなたちゃん、君、計算、めちゃくちゃ速いね……」

「昔、そろばん習ってたもので……ふふふ」

誰にでもひとつくらいは特技があるものです。亀仙人は背筋を伸ばして続けます。

「だから、ひなたちゃんも、もっと症状が悪くなってから他の心療内科に行っていたら、うつ病と診断されて抗うつ薬の処方で済まされていたかもしれないよ」

「考えるだけで恐ろしいですね」

そう答えてから、私はふとつぶやきました。

「ということは……私はうつ病ではないんですか？　てっきりうつ病なのかと思ってましたよ」

「おそらく、ちがうと思うよ」

「じゃ、私の病名はなんですか？」

「まぁあせらないで。こころの病気の場合、病名がひとり歩きするから、あわてて知ろうとしないくらいのほうがいいんだよ」

「そんなものですか」

「そう、治療しながらゆっくりと教えてあげるから安心して」

「はぁ……」

少し納得できませんでしたが、亀仙人は力強く言います。

「とにかく、大うつ病には抗うつ薬は効く。でも、何年も抗うつ薬を飲んでいて改善されていない人は、かなりの確率でうつ病ではないと断言するよ」

「誤診ってことですか？　でも、どうしてそんな誤診が横行するんですか？」

「それは、まぁ、『うつ』が一番わかりやすい病名だからね」

そう言いにくそうに答える亀仙人に、私は食いつきます。

「わかりやすい病名ってどういう意味ですか？」

「いや、まぁ……」

「病名にわかりやすいとか、わかりにくいとかあるんですか？」

「まぁ……」

「じゃぁ、逆にわかりにくい病名ってなんですか？」

「それはたとえば……、『こつそしょうしょう』とか」

「それ、言いにくいだけじゃないですか。ふざけないで真面目に教えてくださいよ」

「いや、それは、このあとでまた説明するから」

「気になるじゃないですか」

「あせらないで。まだまだ診察は続くから、とりあえず、ちょっと一服しよう」

そう言って亀仙人はデスクの内線でお茶を頼みました。しばらくして、お盆に湯のみ茶碗を2つ乗せて、受付の女性が現れました。

そのひとつを手に持ち、ふたを開けると湯気がフワ～と立ち上ります。その湯気を見ながら、私はパンドラの箱を開けてしまったような気持ちになりました。

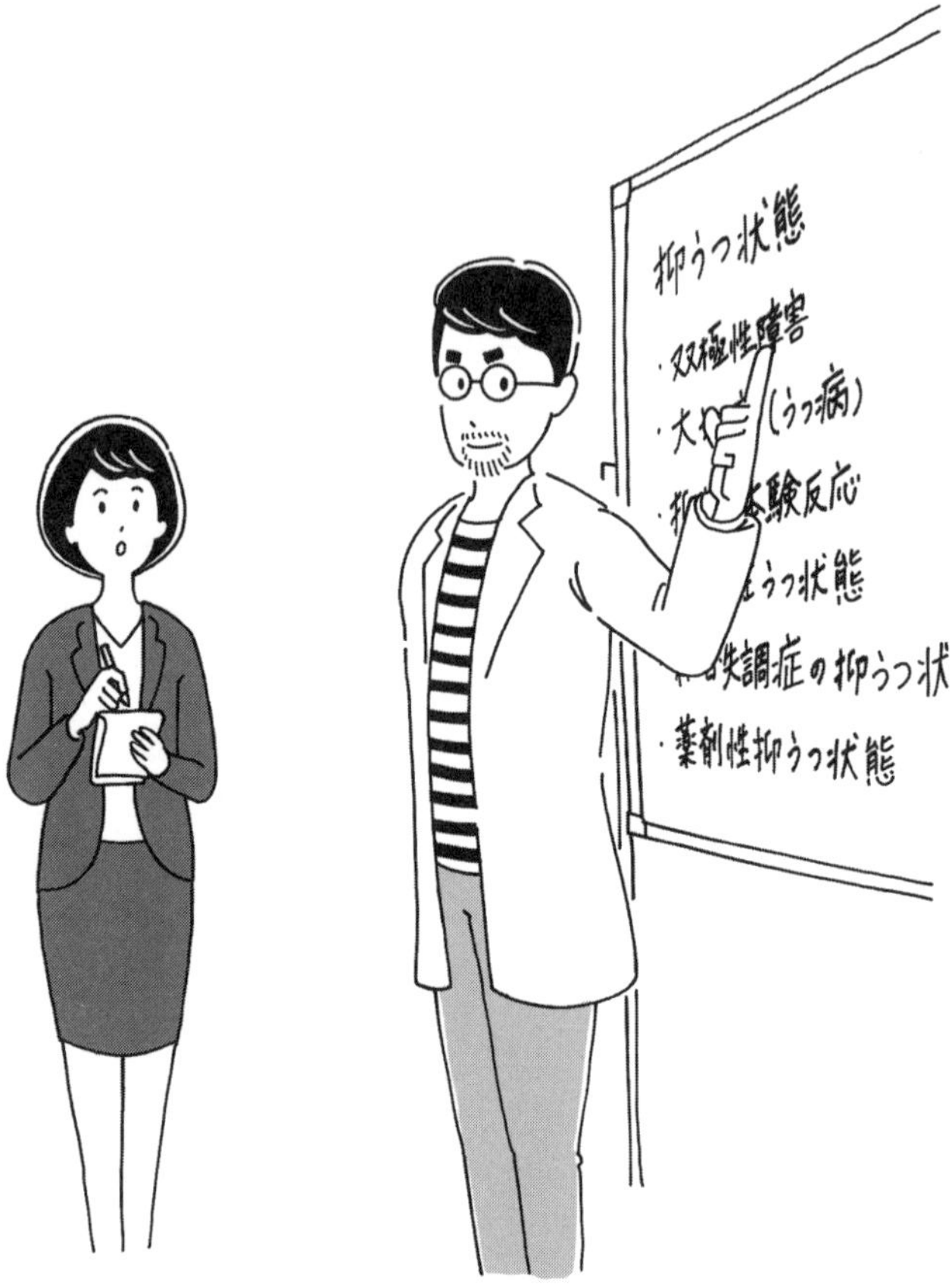
抑うつ状態
・双極性障害
・大
(うつ病)
体験反応
うつ状態
失調症の抑うつ状
・薬剤性抑うつ状態

「うつ病」は便利な病名!?

お茶をズルズルとすすりながら時計を見ると、もう2時になろうとしています。

初診は2~3時間と言われて驚きましたが、あっという間に1時間が経っていました。亀仙人は湯のみ茶碗を片手に「茶柱が立ってる！　ラッキー！」と喜んでいます。

「誰にも知られず、黙って飲み干さないと幸運は消えるんですよ」

私がそう言うと、亀仙人はしまったという顔をしました。いいおじさんなのに、ちょっとカワイイ……。亀仙人は口をとがらせて言い返します。

「茎の片側だけが水を含んで重くなるから、茶柱が立つという現象が起こるんだ」

どうでもいいような理屈ですが、亀仙人は鼻をふくらませて続けます。

「茎が混入するような安い番茶を売るために、茶柱が立つと縁起がいいというマーケティング戦略を取ったんだという説もある」

どうだと言わんばかりの亀仙人ですが、私は冷静に言い返します。

「そんなマメ知識はいいですから、『うつ』が便利な病名っていう意味を教えてもらえませんか」

その瞬間、真面目な顔つきに変わった亀仙人は言いました。

「じつは、うつ病と、今の話はつながるんだよ」

「茶柱の話がですか？」

「そう、茶柱が立つと縁起がいいというのは、本当に幸運になるかどうかという問題ではなく、その人が納得するかどうかだよね」

「まぁ……」

「茶柱が立つと幸運なんだとみんなが納得するから、茶柱＝幸運が成立する」

「わかるような、わからないような……」

首を傾げる私を見て、亀仙人は思わぬたとえを持ち出します。

「コアラのマーチで、眉毛があるコアラが入っていたらラッキーみたいな」

「余計にわかりにくくなってますよ」

「そうかな。好きなんだよなコアラのマーチ。いいたとえだと思ったんだけど……」

「つまり、うつだと言われて、患者さんが納得するから、うつだということですか？」

「わかりやすく言うと、そういうこと」

「お茶やお菓子と、病気とではかなりちがうと思いますけど」

なんとも微妙な説明に対して口をとがらせながら反論する私に、亀仙人は答えます。

「心療内科のクリニックって、たいてい駅から徒歩数分圏内にあるよね」

（たしかに、そう言われてみるとそうです）

「どうしてだかわかる？」

「それは、サラリーマンやＯＬが通いやすいからじゃないでしょうか」

「ピンポーン！」

「昭和の効果音はやめてもらえますか」

「そんな駅から徒歩数分の立地で、有資格者を数人抱えて、クリニックを維持していこうとするにはどう？」

「かなりの経費がかかりますね」

「そう、最低でも1日30人、多少の蓄えでもつくろうと思えば40人以上の患者さんが必要だと言われてるんだ」

「1日8時間診察したとして、480分だから、1人あたり12〜16分ですね」

「さすが、計算が速い！　だから、15分程度の診察が横行することになる」

（でも、それってクリニックも商売である以上、しかたのないことかも……）

そう思った私を見透かすかのように亀仙人は続けます。

「経過を診るような、短時間で済ますことのできる患者さんに対してはそれでいいんだよ。でも、臨床心理士などのカウンセラーもいないのに、初診を15分診療で片づけて薬だけ出すようなクリニックは絶対ダメなんだ」

亀仙人は眉間にシワを寄せて力説します。

「患者さんであふれているクリニックを見ると、流行っているからいいクリニックだってみんな完全に誤解するよね」

「そりゃ、混んでるほうが、人気があるから安心だと思いますよね」

「何を言ってるの？」

「え!?」

「クリニックは、飲食店とちがうからね」

（たしかに……）

この瞬間、場の空気が少し変わったのを私は感じました。重たい感じではなく、身が引き締まるような緊張感が走ります。

「いい診察をしてくれる、治してくれるから患者さんであふれるとはかぎらないんだよ」

「じゃ、どうして混むんでしょうか」

「『うつっぽいんです』と訪れる人に、そのまま乗っかって『うつです』と診断して、テキパキと薬を処方してくれるから混むんだよ」

「……」

「駅前クリニックで診療していると、会社を休むために『うつ』だという診断書がほしいだけの人や、とにかく薬を処方してもらいたいだけの人が山ほど来るんだよ」

「マジですか？」

「うちのクリニックでは、実際に、月に40～50人のそういった患者さんを断っている」

私は思わず絶句してしまいました。

「断った人の中には、それでも医者かって、イスを蹴って帰ったりする人もいる」

そう聞いて驚く私に、亀仙人は続けます。

「寛解《かんかい》状態（※4）まで持っていこうと思うと、時間をかけて診察しないと正しい病名がわからない場合が多いし、患者さんにはちょっと苦しい思いや努力をしてもらい、自らの病気を〝征圧〟するという意志を持ってもらう必要もある」

※4　「寛解状態」とは治癒や完治とちがって、病気による症状が好転もしくはほぼ消失し、医学的にコントロールされた状態のことを指します。心療内科の世界では、社会的な活動にほとんど影響されない程度にまでよくなった状態のことで、場合によっては再発する可能性もあるため、寛解後も治療を続けるケースもあります。

寛解のためには、病気の特性を理解すること、人生を振り返りながら病気を悪くするような自分のクセや特徴に気づき対処を工夫すること、それに飲んでいる薬の名前や作用・副作用を知るといった、疾病教育や心理教育、服薬指導が必要だと亀仙人は言います。

亀仙人のあまりの迫力に、私は言葉が出ません。

すると突然、亀仙人は落語家のように一人二役で話しはじめます。

「うつっぽい？　たしかに、うつですね。では、抗うつ薬」

「……」

「眠れてます？　眠れてませんか、では、睡眠薬」

急な展開に、ポカンとしたままの私です。

「こんな具合では、クリニックが薬を飲むきっかけにしかならない」

「……恐ろしいですね」

「そうだよ。薬には副作用が必ずあるからね。その副作用で会社に行けなくなることもあるんだ。もともとどうして会社に行けなかったのか、その原因すらわからなくなっている人がたくさんいるんだよ」

亀仙人の独り芝居のトークは、キレ芸人風なスタイルに変わりながら続きます。

「そんなの、クリニックではなく薬の自動販売機だね」

「それは言いすぎじゃないですか」

「いや、そういったクリニックが横行している現状をなんとかしないと」

いつの間にか亀仙人の頭上からは、機関車のように湯気が立ち上っています。

「ひなたちゃん、そもそも自分でうつ病かもとクリニックを訪れて、その通りに診断されて、うつ病ってなんですか？　なんて聞く人っていると思う？」

「……いないでしょうね」

「さっきホワイトボードに書いた6種類の中で、うつ病以外の病名を告げると、説明して納得してもらうだけでどれくらいかかるだろうか」

「たしかに、30分でも難しいかもしれないですね……」

「それに長い間、うつ病は抗うつ薬と安静が基本と言われてきたから、処方と安静の指示だけしていれば、ほとんどの患者さんは納得してくれるからね」

「たしかに、『うつ』とするだけで時間短縮と収益アップにつながりますね」

「そうだよ。そもそも、うつ病って、突然落とし穴に落ちるようなもので、原因がはっきりわからないことも多いんだ」

「そうなんですか？」

「だから逆に言えば、原因がはっきりわかる場合は、うつ病でないことも多い」

「私の場合、原因は、仕事のストレスみたいなものですよね」

「でも、うつ病ではなくても、抑うつ状態を訴えるという理由だけでうつ病にされてしまう。これが心療内科の現状だよ」

そう言ってから、亀仙人は湯のみ茶碗のお茶をグイッと飲み干しました。そして、実際に亀仙人のクリニックを訪れた、ある患者さんの例を話してくれました。


【Aさんの場合】

クリニックを訪れた50代女性、Aさんのお話です。

Aさんは、某大手メーカーにて技術関係の仕事をしていました。40代で心療内科を受診。そして〝軽いうつ病〟と診断され、薬を飲み続ける日々がはじまります。

亀仙人に言わせると、「軽いうつ病ってなんだ？　軽いインフルエンザとかあるのか？　インフルエンザはインフルエンザ、うつ病はうつ病なんだよ」ということになって、心療内科批判がはじまるのですが、それはさておいて、Aさんはそうして10年近くその心療内科に通い続けるのですが、まったく改善の兆しが見られません。

そんなとき、今の心療内科に通い続けていてはよくならず、非常に危険だと判断した会社の常勤の産業医に紹介され、亀仙人のクリニックを訪れました。

「どんな診断を下すにせよ、本人からの聞き取りや問診だけではなく、家族、職場の人も加えた3方向から聞き取りをする必要がある」と亀仙人は言います。

その言葉通り、本人とご主人はもちろん、仕事関係の数人にもお願いして、かなりの量の問診票を事前に書いてもらいました。そして本人からは、毎日の起床・就寝時刻はもちろん、いつ何をどれだけ食べたか、水分摂取量やスマホやパソコンの使用時間、排便・排尿にいたるまで、初診までの2週間の活動内容すべてを記録した生活記録表も提出してもらったそうです。

そのうえで迎えた初診の日、13時24分~17時まで約3時間半にわたって、ご主人同席のもと、Aさんは亀仙人と話をしました。幼児期から学童期の発達の様子や、両親や家族のプロフィール、住んでいた場所、通っていた学校、転居歴や転職歴にその理由、それに日々の感情の変化や出来事を何気ない会話の中から聞き取っていきます。精神疾患には遺伝性のものもあるそうです。だからとくに両親や家族の受診歴は重要な手がかりになるのに、それすら尋ねないクリニックが多いと亀仙人は憤ります。

その結果、わかりにくかったのですが、Aさんには「軽躁《けいそう》状態」があることが判明しました。いつもよりよくしゃべったり、少々眠らなくても平気で、休日出勤したり、資格のために予備校に通ったり……と、気分のよい時期があるのです。そんなときは、自分が冴えている、正しいと感じて、活動的になり、じっとしていられないようでした。

それにご主人の話から、ちょっとしたことでイライラして怒りっぽくなってしまうときがあることも判明しました。それらのことから、亀仙人はAさんを、うつ病ではなく「双極Ⅱ型障害」と診断しました。「双極Ⅱ型障害」は、躁状態の山が低いために気づかれず、うつ病とよく間違われる病気です。

10年間飲み続けた抗うつ薬をやめることは大変でしたが、亀仙人のクリニックで薬に頼らないリワークプログラムを続けることで、Aさんは見事に復職を果たしました。


Aさんの実話を聞いて、私は腕組みをしてう〜んとうなってしまいました。

そんな私を眺めながら、亀仙人は言いました。

「薬に頼らないリワークプログラムが、うちのクリニックの治療法なんだ」

たしかに10年間苦しんでいた人を、このクリニックでは薬に頼らずに救ったわけです。感嘆の声しか出てきません。

「すごっ！」

「ひなたちゃんにはそのプログラムを体感してもらうことになるからね」

喜んでいいのかリアクションに困っている私に、亀仙人は続けます。

「ここで問題です」

「またクイズですか？」

「うちのクリニックには、ささやかな自慢がひとつあるんだけど、それは何でしょう？」

「ささやかなことなんてわかりませんよ……」

亀仙人はニッと白い歯を見せて、満面の笑顔で言いました。

「じつは、製薬メーカーの営業が……」

「はぁ」

「1人も来ないクリニックなんだ。ワッハッハ」

(そりゃ、薬に頼らないんですもんね)

「ワッハッハ」

(笑って言うことでもないと思いますけど……)

「ワッハッハ」

ただこのときの私は、製薬会社の営業が1人も来ないということがどれだけすごいことか、本当の意味でわかってはいませんでした。

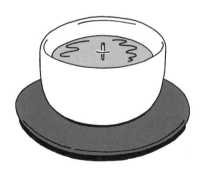

双極性障害ってなに？

亀仙人は何も書かれていない問診票の束を引き出しの中から取り出して、私に手渡しながら言いました。

「次回までに、この問診票に書いてきてもらっていいかな」

数十枚はあろうかという紙の束です。

「ひなたちゃんだけじゃなく、家族や職場の人に書いてもらう分もあるからね。できる限りいろんな方向から情報を集めて、アプローチして診断していくからね」

「う〜ん……」

（でも、できれば職場の人たちには伏せておきたい）

「家族はまだしも、職場の人は……」

思わずそう渋る私に、亀仙人は言います。

「ケガをして杖をついている人が職場にいたら、ひなたちゃんだって助けるでしょ？」

「そりゃ……」

「それはなぜ？」

「なぜって、困っている人がいれば、助けてあげるのは当然のことだからですよ」

「そうだよね。でも、こころの杖は他人には見えないんだよ。だから、隠そうとするのではなく、カミングアウトすることが大切なんだ」

しぶしぶうなずく私を見ながら、亀仙人は続けます。

「でも、無理しなくていいし、がんばる必要もないんだ。誰にでもあることなんだから、歩けないときにそっと肩を貸してもらうくらいに思って」

私は黙って、カバンの中に問診票の束をしまい込みました。そんな私をやさしい目で見つめながらも、亀仙人は冷静に話しはじめます。

「うちのクリニックに、ひなたちゃんのように初診で来る人は全体の3分の1。残りの3分の2は他院からの転院。で、そのほとんどが『うつ病』と診断されて、薬を飲み続けているけれど改善されない人たちなんだ」

「それってつまり、ゼロからではなく、マイナスからのスタートですよね」

「だから、最初の数か月は薬をやめるためだけに費やしてしまうことになる」

「数か月もですか？」

「飲んでいた薬をやめる際には、頭痛や、じっとしていられない、イライラして落ち着かない、気分が滅入る、眠りにくいといった禁断症状が出るんだ。それらへの対処をしないといけないから大変なんだよ」

「う〜ん……」

「こんなにつらい思いをするくらいなら、元のクリニックに戻って薬を飲むほうがいいと言って、通院をやめる患者さんもいるんだよ。薬に頼らない治療には、しっかりとした覚悟が必要なんだ」

「え〜、でもそれってうつ病じゃないのに、うつ病の治療に逆戻りってことですよね」

「そう……、でも、本人の意思だから医者にはどうすることもできない」

そう言って、亀仙人ははじめて少し暗い表情を見せました。

その表情を見て、私の中に、やっぱりこの人はいい人なんだという思いが浮かびました。そんなことにはおそらく気づかず、亀仙人は続けます。

「そもそも、本当にうつ病を患《わずら》っている人は、見ただけでわかることが多いんだよ。身なりとか化粧とかをきっちりとできていて、自分で何枚もの問診票をすみずみまで書ける時点で、まず、うつ病ではない」

「そういうものですか」

「うつ病になると、冬なのにゴム草履のまま左右ちがう靴下を履いていたり。髪の毛はボサボサ。目は笑っていないのに無理して笑おうとするから違和感があるんだ。何より最大の特徴は、本人がよくこう言うことだ」

「なんて言うんでしょう？」

「私は、うつではありません」

「本当ですか？　まるで、俺は酔っていないと言う酔っぱらいみたいですね……」

「笑いごとではないけど、そういうことだよ」

「じゃあ、うつ病と診断されてそうでなかった人はどんな診断になるんでしょう？」

思わず私の口から出た素朴な疑問に、亀仙人はホワイトボードを指差しました。

「うちのクリニックでは、その6割以上が、あそこに書いた〝双極性障害〟のうちのひとつの〝双極Ⅱ型障害〟という診断になったんだ」※5

※5　うつ病患者の60％が、じつは双極Ⅱ型障害である。(Benazzi.2004)
双極Ⅱ型障害の37％はうつ病と誤診されている。(Ghaemi.2000)
双極性障害の77％が最初にうつ病などと診断されている。
正しい診断までに4年以上かかった人が51％いた。(ノーチラス会アンケート)

「双極性障害？」

よくわからない言葉に眉間にシワを寄せながらホワイトボードを見つめる私に、亀仙人は言います。

「双極性障害は、一般に『躁うつ病』と呼ばれる病気だね」

「躁うつ病!?」

(何かタチが悪そうな病名です。うつでないなら、もしかして私も躁うつ病？　双極性障害？）

なぜか自分が診断されたような気持ちになって、急に心臓がバクバクしてきました。

「それって、治らないんですか？」

絞り出すようにそう口にすると、亀仙人はおだやかに指示します。

「大丈夫だよ。ひなたちゃん、ゆっくり、長く、息を吐いて……」

ふーっ……、ふーっ……、ゆっくりと呼吸を整えている私に亀仙人は言いました。

「治らないものだと刷り込まれて薬を出し続ける精神科医も、そう思って通い続ける患者さんも多いけれど、実際には寛解状態に持っていくことは間違いなくできる。だからこそ、うちは再発率０％の心療内科なんだよ」

優しく諭すようで、それでいて自信に満ちあふれた亀仙人の言葉に、私の中に勇気が少し湧いてきました。

私の気分が落ち着くのを待って、亀仙人は双極性障害について教えてくれました。

「双極性障害」には「Ⅰ型」と「Ⅱ型」の2種類あって、「Ⅰ型」は躁状態が顕著で、「Ⅱ型」は躁状態の山が長くてわかりにくいという特徴があるそうです。高速道路にたとえると、それはまるで上り坂を示すサインがないと気づかない程度のゆるやかな上り坂。何気なく数キロ進んで振り返ってみてやっと、けっこう高くまで登っていることに気づくような、そんな感じだと言います。

どちらも、うつ病のように原因がよくわからない「こころの病気」ではなく、脳神経系のバランスが崩れることで発症するという、メカニズムがわかっている病気だそうです。

脳神経には「中枢」と「末梢《まっしょう》」の2種類があって、「中枢」は思考・気分・意欲といった高次機能を司り、「末梢」は運動神経・自律神経を司ります。その両方がバランスを崩すことで、さまざまな症状が出ることになります。

末梢神経である自律神経がバランスを崩すと、悲しくもないのに涙が出たり、暑くもないのに汗をかいたり、突然の動悸やめまい、耳鳴り、頭痛といった身体の不調が現れます。

一方、思考・気分・意欲を司る中枢神経がバランスを崩すと、こころのバランスがおかしくなってしまいます。

誰にでも気分の上下や、やる気のあるなし、という波のようなものは存在します。通常の状態では、思考・気分・意欲の3つの波が同調して、気分が落ち込めば（気分）、やる気がなくなって（意欲）、何も考えたくなくなります（思考）。逆に気分が上がれば、やる気が増して、さまざまなことを考えます。しかし、中枢神経がバランスを崩すと、思考・気分・意欲の波にズレが生じてしまうのです。

亀仙人は、ホワイトボードに青と赤のマーカーを使って、少しずれた波形を重ね合わせた図を描いて一生懸命に説明します。

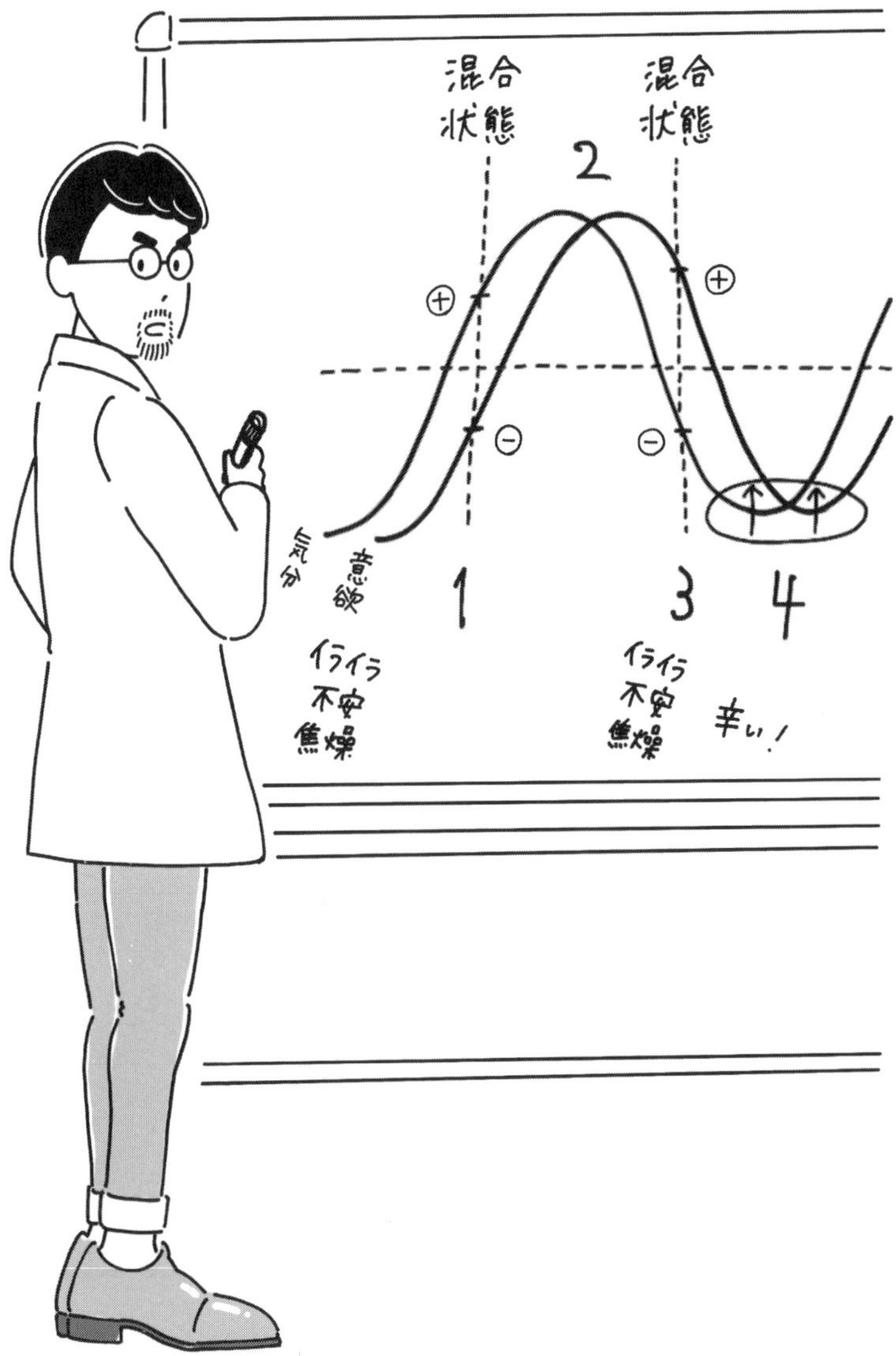
混合
状態
2
混合
状態
気分
意欲
1
3
4
イライラ
不安
焦燥
イライラ
不安
焦燥
辛い！

1　波形がずれているので同調せず、少しずつ気分と意欲の差が開き、気分はよくても意欲が湧かない状態が生まれる。

2　そこに意欲が追いついてくると気分も意欲も一致してプラスになる軽躁状態になる。

3　次に逆転がはじまって、意欲はあるのに気分が悪いという状態になる。

4　さらに時間が経過すると、気分と意欲がマイナスで一致する状態が生まれる。（いわば底打ち体験）

このサイクルを、ときに数か月から数年かけて繰り返すのが「双極性障害」で、波形のズレによる「躁状態」と「うつ状態」が混合して存在してしまう「混合状態」が特徴です。

・意欲はあるのに気分が悪くて動けない。だからあせる。
・気分はいいのに何かしようという意欲が湧いてこない。だからイライラする。

このような「躁うつ混合状態」になると、なんとも言えない不安感や焦燥感に襲われて、いても立ってもいられないイラだちを感じてしまうそうです。それに、さきほどの自律神経失調状態も加わるのです。そして、思考が亢進《こうしん》状態（※6）になるとネガティブなこと悪いことばかりをグルグルといつまでも考え続けてしまうのです。

※6　亢進状態とは何らかの原因でバランスが崩れ、思考や脈拍といったものが必要以上に高ぶり、活発となる状態のこと。

双極性障害の最大の問題は、波形のズレによる混合状態だと亀仙人は言いました。
亀仙人の説明を聞いて、私は知らないうちに心の声をつぶやいていました。
「双極性障害って、脳神経系のズレが原因なんですね……。意欲と気分が合致せずに動けないつらさ、わかります。たしかに、つらい状況ですよね」

「波形のズレを小さくすることが双極性障害の治療なんだ。薬に頼らずに治すことができるから安心して」

亀仙人はマーカーを置いてデスクに戻ると、おもむろに引き出しを開けました。何か資料でも取り出すのかと思って見ている私の目に飛び込んできたのは、驚いたことにコアラのマーチです。

（そう言えば、さっき好きだとか言ってた……）

亀仙人は箱に指を突っ込んでガサゴソとひとつ取り出すと絵柄をしばらく眺めてから、ヒョイと口の中に放り込みます。

（診察中なんですけど……）

唖然として見ている私に気づいたのか、亀仙人は言いました。

「ほしいの？」

「いや、そういう意味ではないんですけど……」

「あげるよ」

そう言って、またガサゴソとひとつ取り出して絵柄を眺めた亀仙人が声を上げます。

「おっ！」

「どうかしたんですか？」

「大吉コアラだよ」

ドテッ。

「ひなたちゃん、ついてるよ。ほら食べて」

「ついているんですか？」

（たしかに、ここのところ、気分と意欲が合致しないような、なんとなくイライラして、落ち着かないような、そわそわする感じのことがよくあった……）

亀仙人に手渡されたコアラのマーチをほお張りながら、私はそう思い返していました。

その向こうで、亀仙人はぶつぶつとつぶやいています。

「しかし、なんでコアラのマーチのパッケージは六角柱なんだろう？　う〜ん、夜も眠れない……」

（ちゃんとしてそうで、そうでなかったり。この人はホントによくわからない……）

なぜ飲酒、自傷、ドラッグを繰り返すのか？

亀仙人のホワイトボードを使った診察というか、レクチャーと言ったほうが正しいような話は続きます。

「不安やあせり、イライラした感情は、なんとかしたいと思うのが普通だよね」

「そりゃそうですね」

「だからそういうときに、とくに若い女の子はガバッと食べて、食べたものを吐くみたいなことをするんだよ。そして気分が瞬間的にスッキリするという体験をすると、それが習慣になる。そういう人が精神科を受診すると『摂食障害』と診断される」

「その病名、聞いたことあります」

「問題は、『摂食障害』という診断名は、その行動をとらえてそう表しているだけで、根本的な問題が明らかになっていないということなんだ」

（原因が双極性障害による不安やあせりからくるものなら、たしかにそうです）

「食べて吐く代わりにお酒やドラッグに依存してしまう人もいる。しばらくの間、不安やあせりを忘れることができるからね」

「そういう人たちは、『アルコール依存症』や『薬物依存症』と診断されるってことですね」

「他にも、通勤途中に猛烈な不安やあせりに襲われて、その原因をカギのかけ忘れだと思ったとしたらどうする？」

「家に確認に帰るでしょうか」

「だよね。帰って確認してみると、ちゃんとカギがかかっている。よかったと思ってまた出勤するんだけど、駅まで行くとまた不安になって確認に帰ってしまうんだ」

「どうして、そんなことになるんでしょうか」

「カギのかけ忘れが不安の原因ではないからだよ。カギのかけ忘れが不安の原因だったら、一度確認するとその不安は消えるはずだよね。でも、また不安が出てくる。また家に帰る。やっぱりカギはかかっていた。また駅に行く。でもまた不安になる……何度も家と駅を往復しているうちに仕事に行けなくなってしまうケースもあるんだ」

「考えるだけでつらそうですね」

「そういう人が精神科を受診すると『強迫神経症』や『強迫性障害』と診断される」

「う〜ん……」

「リストカットに代表される自傷行為をする人もいる。それは『痛い！』と感じた瞬間、脳がその痛さをコントロールしようとして、快楽物質のドーパミンや脳内麻薬とも言われるβエンドルフィンが放出される。血が出る……収まってくる……自分が浄化されたような気持ちになるんだ。だから、自傷行為で血を見ることが病みつきになる」

「そういう人は、どういう診断になるんでしょうか？」

「おそらく『パーソナリティ障害』という診断になるね。このパーソナリティ障害は自傷行為をすることで周囲を操作しようとしていることもあれば、誰にも言わずにただひたすら手首を切って、その痛みに1人で耐えているような人もいるんだ」

「なんとも言いようがないです……。ゾッとしますけど、実際に聞いたことがあります」

「みんな、混合状態がつらくて、それを打ち消すために自分でなんとか解決しようと思っているんだ。依存症と呼ばれるものはほぼそうだけど、一時的に不安が軽減されるだけで、行動をやめるとまたすぐに不安が出てくる。つまり、また症状が現れる。そしてまた同じ行動を繰り返してしまう」

「そうやって、ハマっていくんですね」

「残念なことに、そういった行動はどんどん強化されてしまうんだ。そんな依存の仕組みや、依存による精神的・身体的・社会的な弊害、それに依存からの離脱後の禁断症状についても、しっかりと知ってもらう必要がある」

亀仙人のレクチャーは、たしかに筋が通っていて納得できます。私の真剣な眼差しに応えるかのように、亀仙人は続けます。

「混合状態がつらくて不安を訴える人に、精神科医がその不安にだけ焦点をあてて話を聞けば『不安神経症』という病名になって、抗不安薬を与えるという治療になる」

「うつではないのに、うつだと診断されるのと同じですね」

「そうだよ。表層の症状だけをとらえて本質が全然見えていないんだ。本質を見るためには、30分やそこらの初診では絶対に不可能だと断言するよ」

「なるほど……」

「双極性障害なのに、そう名づけてもらえず、苦しみながら病気と戦い続けている人が、どれだけいるのかと思うだけで、押しつぶされそうになる」

亀仙人は遠くを見ながら言います。

「どこを見てるんですか？」

「え？　……遠くだよ」

「遠くってどこですか？」

「未来かな」

（見えないでしょ……）


遠くを見たまま固まっている亀仙人をさておいて、私はつぶやきます。

「要するに、多くの症状は根本を見れば、双極性障害でくることができるってことですね……」

そんなつぶやきに反応するかのように、亀仙人はこちらに向き直って言います。

「そうなんだ。不安や焦燥から逃れたくてお酒を飲むって誰にでもあるでしょ」

その言葉に私はうなずきます。

「たしかに、居酒屋やカラオケでストレス発散なんて誰でもしますよね」

「みんなストレスからくる不安やあせりから逃れるために、さまざまな行動をとっているんだ。そういうのを『セルフメディケーション』といって、よいものを『グッドセルフメディケーション』、悪いものを『バッドセルフメディケーション』と名づけることにしよう」

「『グッドセルフメディケーション』と『バッドセルフメディケーション』ですか……ちょっと長いですね」

「そこ？」

「なんだか言いにくいです……」

「じゃ、『グッド』と『バッド』ということにしておこう」

「今度は、短っ！」

「要するに問題は、程度と、『グッド』か『バッド』かに尽きるんだ」

「お酒でストレス発散自体は『バッド』ではないけれど、度を越すと周囲に迷惑をかけることになって『バッド』ですもんね」

「お酒ではなく、それがドラッグだと法律違反で『バッド』だしね。問題は『バッド』のほうが即効性があって刺激的かつ魅力的だということ」

（たしかにそうだ……）

「だからどんどんハマっていってしまうわけだけれど、持続性がないし、違法だったり、人に迷惑をかけたりして人間関係をどんどんと壊してしまうものもある。逆に『グッド』の場合、即効性はなくても持続性があるんだ。うちのクリニックでは、時間をかけて、この『グッドセルフメディケーション』というのを教えていくんだ」

「そうなんですね」

「またゆっくりと話すけれど、たとえば呼吸法とかだとお金がかからないし、誰にも迷惑をかけない。それにどこでもできるしね」

そう言いながら、亀仙人はガサゴソやってまたコアラのマーチをひとつ取り出します。絵柄を確認しながら「これもまたレアだなぁ……」とつぶやいて、私に手渡します。

受け取って見ると、盲腸コアラです。お腹に傷のあるコアラが泣いています。かわいいコアラの痛々しい姿が、少しだけ今の自分と重なりました。私は躊躇《ちゅうちょ》なく口に放り込んで噛み締めながら、思いました。

（亀仙人、なんか変わっているけど、頼りになりそう……）

うつ病啓発キャンペーン

亀仙人は「今日の最後にこの話だけしておくよ」と言いながら、本棚から1冊の雑誌を取り出しました。表紙を見ると『AERA　2015年7月6日号』とあります。

「数年前の『AERA』ですね」

すると亀仙人は、ある記事を指でトントンと指し示し、見出しを声に出しました。

「抗うつ薬、8割の患者に無意味？　それでも処方される理由」

指されたタイトルを見た瞬間、私は、ハッと息を飲みます。

「これは、埼玉県の獨協医科大学の井原裕《ひろし》教授の記事なんだけど、うちと同じ〝薬に頼らない治療〟をコンセプトに掲げている縁で、懇意にさせてもらっているんだ。ここに書かれていることを簡単に説明するね」

そう言いながら、ホワイトボードに赤色のマーカーで〝NNT〟と書きました。

「NTT？　電話の会社？」

「ちがう、ちがう、NNT。NNTというのは、薬の効能を示す指標で、薬が何人に1人の患者に有効かを表しているんだ。2009年に発表された論文では、SSRI(抗うつ薬）のNNTは7～8。つまり、7～8人に1人の患者にしか有効ではないという結果が出ている」

「亀せ、いや、亀廣先生が言う通り、本当に一部の人にしか効かないんですね」

（あぶない、あぶない……。頭の中で呼んでいるあだ名がつい声に）

「そう、ちなみに2012年に発表された論文では、同じくSSRIのNNTは3～8という結果になっているから、真ん中をとって5だとしても、5人中1人にしか有効ではない。つまり8割の人には効かないということになる」

「事実を数字で知ると、あらためて恐ろしいですね……」

「日本うつ病学会も、2012年のガイドライン作成以降、大うつ病以外の抑うつ症候群に対する抗うつ薬の投与を推奨していないのに投与は減っていない」

「データや論文があって、学会も推奨していないのに減らないって、ちょっと意味がわからないんですけど」

「だよね。投与が減らないということは、変わらず処方され続けているということだ。理由は『うつ』が便利な病名で、安易に抗うつ薬を処方する医師が多いことに尽きるんだけど、その背後には製薬会社の販売戦略があるんだよ」

「販売戦略⁉　大人の事情ですか」

お金儲けが裏にあると聞いて驚きました。亀仙人は、冷静さの中に憤りを垣間見せながら言います。

「ひなたちゃん、『うつは心の風邪』っていうキャッチコピー聞いたことないかな？」

「あります。先生にはじめて会った日の朝、『うつはこころの骨折』と言われたときに、『こころの風邪』というのは聞いたことがあると思いました」

「『骨折』というのは、寛解状態になってからもリハビリが必要だから、という意味で、うちのクリニックでは『骨折』という言い方をしてるんだ」

「なるほど……」

「一方の、『うつは心の風邪』というのは、1999年に本格化した、製薬会社による、うつ病の啓発キャンペーンのコピーのひとつなんだよ」

「製薬会社による、うつ病の啓発ですか？」

「そう、風邪って呼ぶだけで、まず、誰でもかかるどうってことない病気に思える」

「たしかに……」

「当時、日大医学部の内山教授の試算で、不眠による日本の経済的損失は、年間3兆5000億円と言われていたんだ」

「3兆5000億円ですか⁉」

「そう、毎日100円の缶コーヒーを飲んだとして……」

「ざっと、1億年ですね」

「計算、速いねぇ。そうなんだ。1億年⁉」

「1億年前といえば中生代ですね。ティラノザウルスが毎日缶コーヒー飲み続けてやっとの計算です」

「ひなたちゃん、歴史も得意なの？　いずれにしても、そんなに生きられないなぁ」

「なんの話ですか？　でも、ものすごい金額ですね」

「だから不眠の大きな原因のひとつである、精神疾患の啓発キャンペーンを行うこと自体はいいことなんだよ。だって偏見を持たれていた精神科のハードルが下がるからね。でも、やりすぎなんだよ」

そう言ってから亀仙人は大きく息を吐きました。

「メタボリックシンドロームの啓発キャンペーンの場合、誰が見ても客観的に明確に線が引ける『男性腹囲85センチメートル以上』というコピーのおかげで啓発に大成功したんだ。でも、精神疾患の場合、とにかく線を引くことが難しい」

「たしかに、何をもってというのは説明しにくいですよね」

「それに、日本の中高年の労働者は、『悩みごとを相談するのは弱い証拠』『忙しいのはいいこと』という高い壁に囲まれていたんだ。『企業戦士』とか呼ばれて、24時間働け、みたいな時代もあったし」

「なんか、テレビの『懐かしのCM特集』で見たことがあるかも。でもそれって、もろにブラック企業じゃないですか！」

「当時はそうじゃなかったんだよ。その高い壁を突き破って、かつメタボに匹敵するキャッチコピーが必要だったんだけど、1998年、ついにそのキャッチコピーを冠したキャンペーンが登場するんだ。そのコピーってわかるかな？」

「広告代理店勤務と言っても、私は営業ですからねぇ……」

「正解は、『パパ、眠れてる？』」

「おお！　たしかに、娘さんに言われたら、お父さんも受け入れやすいですよね」

「そしてコピーは、こう続くんだ。『2週間以上眠れないのはうつのサイン』」

「なるほど……。睡眠時間にスポットをあてると、具体的な数字になってチェックしやすくなりますね」

「本人だけでなく、家族の気づきも促すことができるだろ。それに、切り口を不眠にしたところもヒットだね」

「不眠は誰にでもありますもんね」

「でもその結果、『眠れないのはうつ』という言葉が流行語のようにひとり歩きすることになってしまうんだ」

「啓発というのも、善し悪しですね」

「ホントそうなんだよ。そして、2週間以上眠れないなら医者に相談しよう、憂うつな気分が続けば早期治療が必要だと騒ぎ立て、悩める健康人までうつに仕立て上げられて、駅前クリニックが乱立することになる。結果、薬が大量に処方される」

亀仙人は険しい表情で続けます。

「これは、深刻化する働く人のメンタルヘルス問題に取り組む目的で、静岡県の富士市が最初に行ったキャンペーンで、『富士モデル』と呼ばれてるんだ」

「ちょっと待ってください。富士市は製薬会社ではなく、公共団体じゃないですか。それに目的も間違っていないし」

「でも、その協働機関には、医師会、薬剤師会があって、結果として薬が売れるんだ。後ろに悪代官のように製薬会社がいるようなもんだよ。ヒッヒッヒ……」

「不気味な笑いはやめてください。それに、悪代官は言いすぎじゃないですか」

「いやいや、このキャンペーンが全国的に展開されることになった翌1999年というのはあることが起きた年と一致するんだぞ」

「聞くのが怖いですけど……」

「それは、SSRI（抗うつ薬）が日本で認可された年なんだよ」

「そうなんですか！　なんか、今すごいことを知ってしまった気がするんですが

……」

「いいんだよ、うちは製薬会社の営業がそもそも1人も来ないからね。ワッハッハ」

（だから、笑って言うようなことじゃないと思いますよ、ホントに……）

・軽いうつ病があると刷り込まれた国民

←

・誰でも気軽に心療内科

←

・駅前クリニックの乱立

←

・薬が大量に処方される

ホワイトボードにそう書き込んだ亀仙人は、続けて「実際にデータがあるんだよ」と言いながら、数字を並べます。

【気分感情障害の患者数の変遷】（厚生労働者・患者調査）
1999年　44万人
2002年　71万人
2011年　96万人

【抗うつ薬の市場規模】（富士経済調べ）
2005年　790億円
2013年　1176億円
2022年　1500億円を超える（予想）

「うつの研究会とかで、先生のような人がもっと意見をすべきだと思いますけど」

ホワイトボードを眺めながら思わず口にしてしまった私に、亀仙人は首をゆっくり左右に振りながら答えました。

「ずっと前から、こういう話をしている先生はいるんだよ」

「そうなんですか？」

「でも、ほんの少数派だし、製薬メーカー主催の研究会ではこういった話を聞く機会もないからね。だから、もっと多くの医師たちにも、この実態を知ってもらいたいんだ」


私は思わず言葉を失ってしまいました。

しばらく沈黙が続き、ちらっと時計に目をやると、時刻はもう夕方の5時に近づいています。2〜3時間と聞いていたのに、4時間も話をしていたことになります。


私の話以外に、心療内科を取り巻くいろいろな話を聞いて、私の頭の中は飽和状態です。これまでの話をまとめるかのように、亀仙人は言いました。

「今日、いろいろ話したけど、誤解しないでね。製薬会社を否定しているんじゃないんだよ。いい薬もいっぱいあるし、抗うつ薬だって、大うつ病にはちゃんと効くんだ。でも、過去、このクリニックで使ったのはたった2例だけなんだ」

「うつ病だった人は2人ですもんね」

「そう！　大うつ病はたったの2例だからね。どちらの例も、4〜5か月ほど抗うつ薬を1種類投与して、睡眠薬も抗不安薬も使わず、その後は漢方薬を2年間使って経過観察。その結果、とくに変化ないということで診療は終了。つまり、抗うつ薬の投与は4〜5か月だけで、寛解状態に至ってるんだよ」

「効く人には、1種類だけで十分効くってことですよね」

「苦しんでいる人に少しでもよい医療を提供するために、まずちゃんとした診断をして、使わなくていい薬は使わずに治療してあげられればと、心の底から思うんだ」

その言葉に私が大きくうなずくと、亀仙人が突然言いました。

「ここで問題です」

「なんで突然クイズですか？」

「飲むと、トイレに行けなくなってしまう薬はなんだ？」

（今日の話の中で、そんな薬の話題あったかな……）

思わず考え込む私に、亀仙人はニヤッと笑って言います。

「トイレに行けなくなる薬、正解は……ベンザブロック」

「便座？　ブロック？」

（そういうこと？　なんだそりゃ？　子どものなぞなぞ？）

亀仙人は急に姿勢を正して続けます。

「冗談はさておき、医者は権威で患者は無力だからね。悪意はなくても、対症療法に偏りすぎて、薬ばかり処方する心療内科や精神科をできるかぎり減らしていきたい」

その思いからか、亀仙人はペンを握る手にギュッと力を込めます。

「即効性はないけど、持続性のある方法で、薬に頼らずに治療することは絶対に可能だから。来週からは『こころ』についてさらに勉強しながら、薬に頼らない治療、『グッドセルフメディケーション』を、しっかり学んで実践していこう」

「えっ、はい」

私はまだ亀仙人の変わりようの早さについていけません。

「次回、家族と職場の人の分の問診票も忘れずに持って来てね」

「……あっ、わかりました」

「じゃ、受付で次の予約をしてから帰ってね」

そう言ってから亀仙人は「ありがとうございました」と深々と頭を下げました。

（私がお礼を言うならまだしも、どうして亀仙人が「ありがとうございました」なんて言うんだろう？）

きょとんとする私に、亀仙人はおそらく何かのモノマネだと思うのですが、「また来週！」と言ってから手を振ります。少しの違和感を心の隅に押しやってから、私はぺこりと頭を下げました。

外に出ると、もう太陽が沈みかけていました。ひさしぶりに真っ赤な夕陽を見た気がしました。何かこころにつっかえていたものが取れたような気持ちで、私は歩道橋の上を少し足早に歩いて、駅へと向かいました。

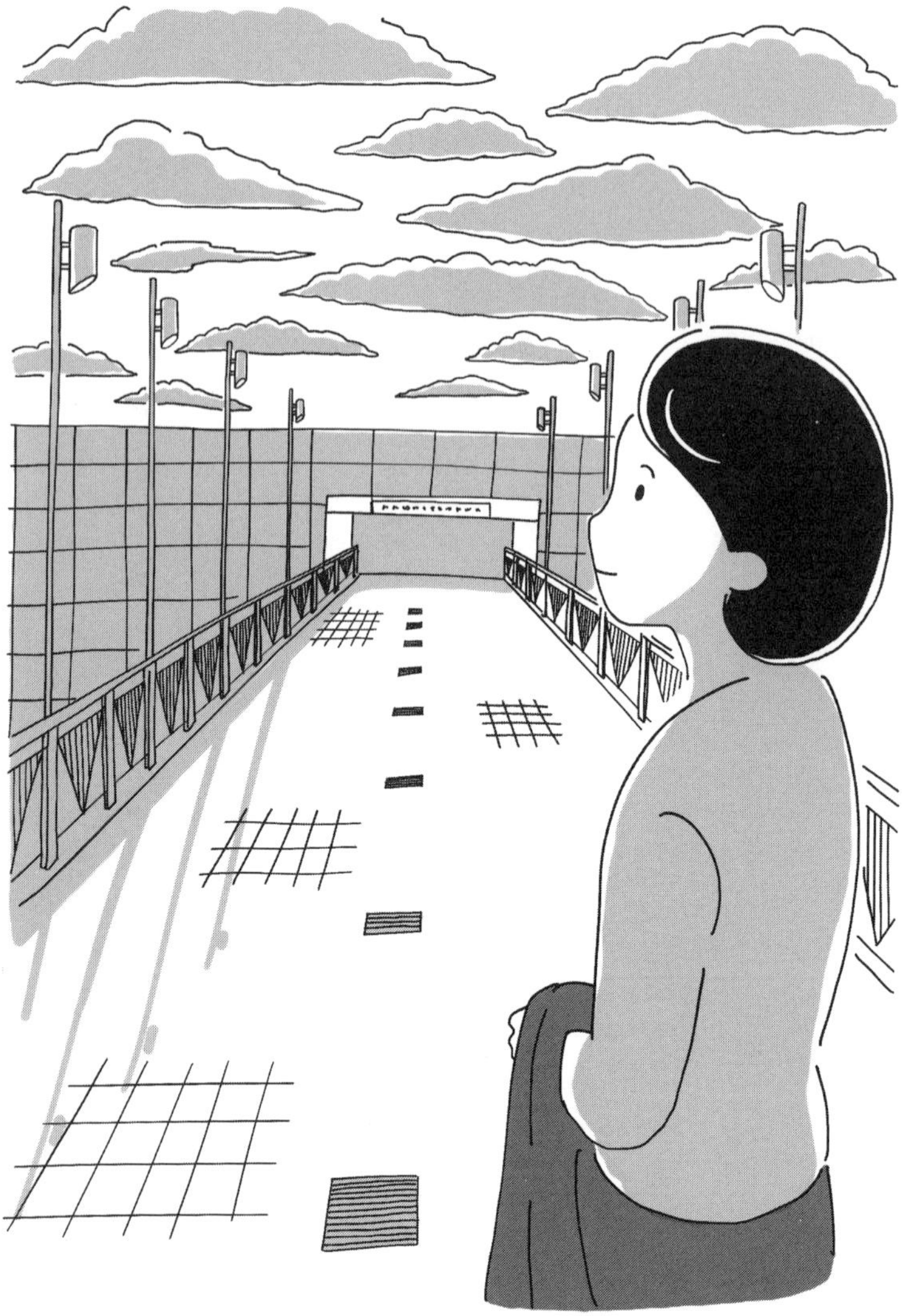

気づいたら大量の薬を飲んでいた患者さんの体験談

ここで診察中に亀仙人から聞いた、【恐ろしいくらいに薬漬け状態にされていたBさん】の話もあらためて付け加えておきます。

〇〇年〇月〇日、亀仙人のクリニックに初診に訪れたBさん（当時36歳）。処方されている薬の量を見た亀仙人は、イスから転げ落ちるほどの衝撃を受けます。処方されていた多くは向精神薬で、まず抗うつ薬。それに「てんかん」の薬が3種類と、「非定型抗精神病薬」という統合失調症治療にも使われる薬が2種類。さらに今ではすでに販売中止になっている強烈な「ベゲタミン※7」という合剤が2錠。

※7　ベゲタミンは、飲むと動けなくなってしまうくらい強烈なので、飲む拘束衣とまで言われ、2016年12月に供給中止になった合成薬です。

加えて、睡眠薬が3種類。抗不安薬が2種類。薬をたくさん飲まされた結果、便秘になったので便秘薬。薬の副作用が出て手が震えるのを抑える薬が1種類。合計10種類以上の薬を飲みながら仕事に行っていたのです。当然、まともに仕事ができるわけもなく、物忘れをする、駅の階段でつまずいて転倒する、といったことが続きます。

ただ、Bさんは、4~5回の休職歴がありながらも、あきらめずに会社に勤め続けるような、粘り強い性格だったことが幸いします。

経緯はあとに記しますが、「次に休んだらクビだ!」と言われたことがきっかけで、亀仙人のクリニックを訪れます。その当時、出ていた薬の処方箋が※8です。

亀仙人いわく、これはもうあり得ないことだそうです。薬のせいで病気になっているような状況で、亀仙人の口からは、思わず「よくぞ生きてここまでたどり着いてくださった」、そんな言葉が出たそうです。

※8　Bさんの処方箋

○○年○月○日　　○○○○さんのお薬
医療機関名：　○○クリニック
保険医師名：　○○○○　先生

［1］デパケンR錠200	4錠
分2　朝・夕食後	×14日分
［2］アルプラゾラム錠0.4mg	3錠
分3　毎食後	×14日分
［3］ワイパックス錠0.5	1錠
不安時	×14日分
［4］ラミクタール錠100mg	2錠
分1　夕食後	×14日分
［5］サインバルタカプセル20mg	1C
分1　朝食後	×14日分
［6］クエチアピン錠100mg	3錠
分1　就寝前	×14日分
［7］エビリファイ錠3mg	2錠
分2　朝・夕食後	×14日分
［8］ベゲタミン―A配合錠	2錠
［9］フルニトラゼパム錠2mg	2錠
［10］ゾルピデム酒石酸塩錠10mg	1錠
［11］センノサイド錠12mg	2錠
分1　就寝前	×14日分
［12］ゾピクール錠10　10mg	1錠
不眠時	×14日分
［13］ガバペン錠300mg	6錠
分2　朝・夕食後	×14日分
［14］タスモリン錠1mg	3錠
分3　毎食後	×14日分

［摂取に注意する飲食物］
・アルコール類［2］［3］［5］［6］［7］［8］［9］［10］［12］
・セイヨウオトギリソウ含有食品［5］

○○薬局

これだけの薬を飲んでいることで逆に仕事がまともにできず、何度も休職を繰り返していたと考えた亀仙人が「この薬の量、変に思わなかったの？」と尋ねると、Bさんも「本当にこんな量の薬が必要なのか？」と不審に思ったので、近くの大学病院を紹介され、セカンドオピニオンを求めて受診したそうです。

1泊2日の検査入院の結果、診断はうつ病で間違いなく、薬もこんなものだと言われたそうです。「やはり自分の病気には、このくらいの薬が必要なんだ」と途方に暮れながらも仕事に行きますが、やっぱり仕事ができない。電車の中でも立っていられないくらい眠い。あとで亀仙人が調べてみると、検査入院した大学病院は、Bさんを最初に診断した開業医の出身大学だったということです。

その後、少々名の通った別の先生のクリニックを受診したところ、「たしかに薬が多すぎる」ということになり、ありがたいと思って転院。薬がどんどんと減っていくので喜んでいたのですが、気づいたときには減らす前よりも増えていたそうです。

この先生は理論的なことは誰よりも詳しいのだけれど、理論と実践はちがうと亀仙人は言います。対症療法に走りすぎていたのです。

Bさんが何か言うと、それに対処する形で処方を続け、最終的に山のような薬をまた処方されたBさんは、精神科医は怖いと絶望してしまいます。すがる思いで相談に訪れた内科漢方医に「これだけ大量の薬を、私には整理することができない」と断られ、亀仙人を紹介されてクリニックを訪れたそうです。

Bさんは、その後、日曜日以外の毎日片道2時間半かけて、1年4か月の間、隣の県から亀仙人のクリニックに通いました。

亀仙人の診察で、うつ病ではなく「双極Ⅱ型障害」と診断されます。うつ病ではないので、まずは抗うつ薬をやめ、[4]の気分安定薬1種類だけにしたそうです。あわせて睡眠薬も抗不安薬もすべてやめて、代わりに漢方薬を処方されました。1年かけて生活指導とグッドセルフメディケーションを学んだ結果、1年4か月後に職場復帰。

ところが、「職場復帰前にリハビリ出勤をさせてください」と会社にお願いしたところ、上司が亀仙人のところに乗り込んで来たそうです。

「彼は何年も復職と休職を繰り返してきた。たくさんの薬を飲んでも仕事ができなかったのに、先生が出してきた復職の診断書では薬がたった1剤になって、あとは漢方薬だけじゃないですか。これだけ薬を減らして本当に治ったと言えるんですか。しかも、病名も大学病院も含めて3人の医者がうつ病だと診断したのに先生はちがう病名じゃないですか。誤診じゃないですか？　二度と休職しないと保証できますか？」

亀仙人は、会社側の復職させたくないという意図が見え見えだったと言います。結局、Bさんはリハビリ出勤をズルズルと延ばされます。やっとリハビリ出勤がはじまってからも、職場では上司から重箱の隅をつつくような指摘を受け続けます。最終的につつくところがなくなり、会社はBさんの完全復職を認めざるを得なくなったそうです。


Bさんは休職中は実家に戻っていたのですが、復職してからまた会社近くの寮に転居することにしました。荷物を整理していたときに出てきたのが、さきほどの処方箋です。

復職後1年が経過し、飲んでいた気分安定薬が終了となったある日、亀仙人のクリニックを訪れてたBさんは、こう言ったそうです。

「先生、これ使ってください」

手には処方箋が力強く握られていました。寛解してからかなり経っているのに、これはどういう意味だろうと思う亀仙人に、Bさんは続けます。

「世の中には、僕のようにこういう間違った薬をたくさん飲まされている人がきっといるはずです。そんな人たちに気づいてもらえるきっかけになれば……。実際にこういう処方をされている患者がいるんだという証拠に使ってください」

亀仙人は、その処方箋を今でも大切に持っているのです。

初診時のBさんの身長は175センチメートル、体重は120キログラムで、糖尿病の治療も受けていて、脂肪肝と高脂血症もあったのですが、生活指導のおかげで治療後は68キログラムにまで落ちていました。糖尿病の薬は不要になり、脂肪肝も高脂血症も治り、糖尿病の主治医に「30年間糖尿病治療に携わっているがこんなケースははじめて」と言われたそうです。

少々特殊ではありますが、薬ではなく生活指導を徹底的に行うことで、とくに糖尿病の治療を行うことなく身体は健康になり、こころも健康になって復職できた例です。

第二部　「今」を生きる

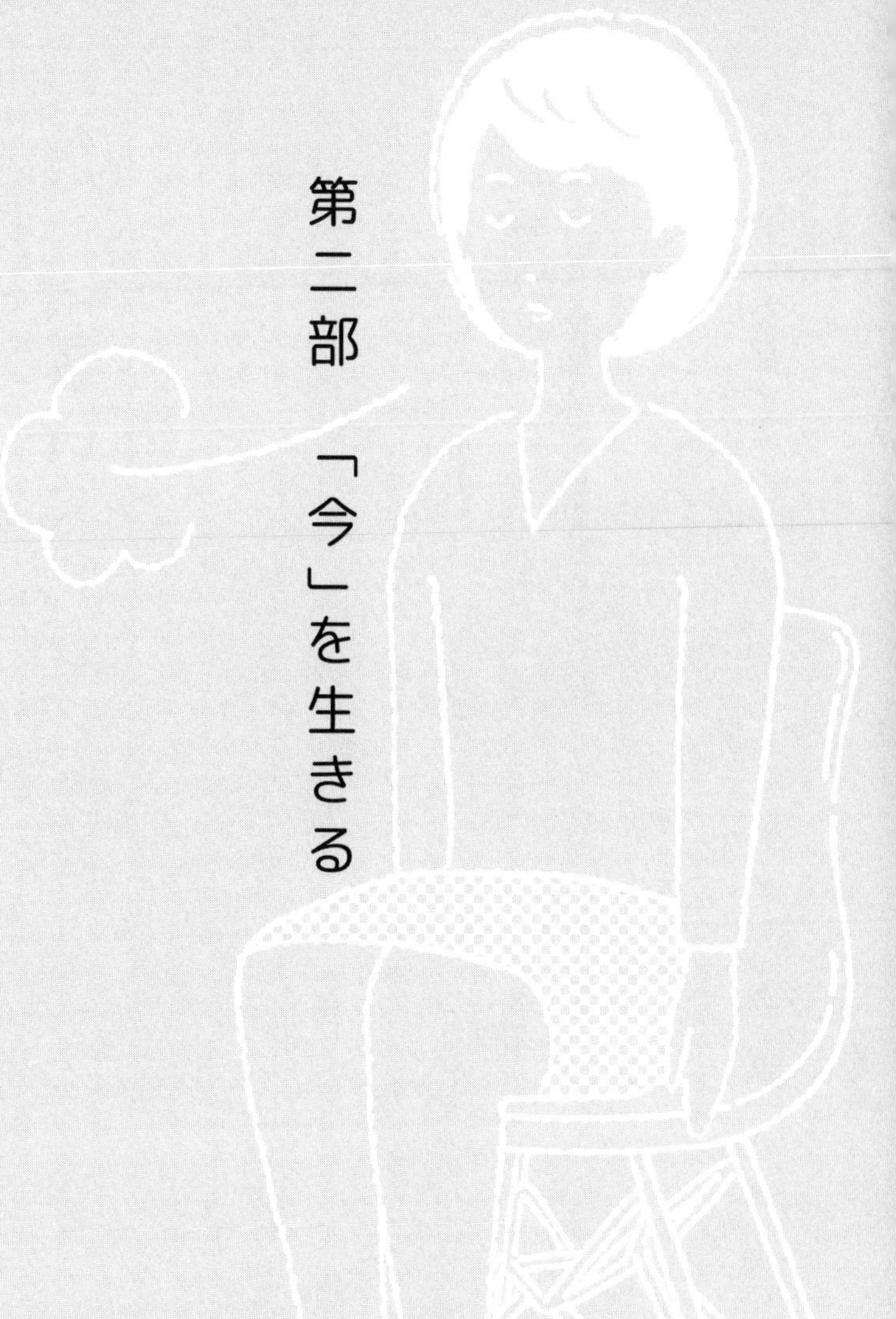

「よいストレス」と「悪いストレス」

亀仙人のクリニックで診察を受けてから1週間が経過しました。その間、気分の晴れない日や、なんだか理由もないのにイライラするような日もありました。診察といっても話をしただけです。当然、薬もありません。相変わらず頭痛がしたり、胸の中でワサワサと何かが動いて、いてもたってもいられないこともありました。

亀仙人のクリニックに通うことできっとよくなるという思いだけが、私を支えていました。金曜日の仕事が終わって帰宅した私は、明日を楽しみにしている自分に気づきました。

次の日、駅からつながるたこの足のように延びる歩道橋を渡って、亀仙人のクリニックのあるビルの４階へと向かいます。

クリニックの扉の向こうには、前回と変わらない静かな世界が広がっていました。

受付で診察券と問診票の束を提出し、オシャレなイスにゆったりと座り、誰もいない待合室で待つこと30分。私の名前を呼ぶ声がスピーカーから聞こえました。

診察室の扉を開けると、亀仙人は自分のデスクで紙の束とにらめっこしていました。

（私が提出した問診票かな）

そう思いながら、とりあえず「こんにちは」と亀仙人に軽く挨拶します。前回と同じ場所に腰かけた私に、亀仙人はにこやかに笑いかけました。

「やぁ、ひなたちゃん、どう？」

（どう？　って……、何がどう？）

主語のない言葉にとまどう私に、亀仙人は言います。

「今のは、ひなたちゃんが何を答えてもいい魔法の質問だから、好きなことを言えばいいんだよ」

「そう言われても困りますけど、とくに変わったところはないです」

「じゃ、今日は、ひなたちゃんのメンタル不調の原因になっているストレスについて知ってもらい、簡単な対処法を学ぶところからスタートしようか」

「ストレスですか？」

「そう、ストレス」

そうリピートしてから、亀仙人はデスクの隣にあるキャビネットをコンコンと指で叩いてから言います。

「これは、ステンレス」

「……」

いきなりのオヤジギャグに、何もリアクションできません。亀仙人はおかまいなしに続けます。

「ストレスとステンレスなんだよね。わかった？」

「ダジャレに解説はいりませんよ」

「ところで、そもそもストレスって何か知ってる？」

そうあらためて尋ねられると、うまく答えられません。

（イヤなこと？　圧力？　マイナスな感情？　……）

いくつかの単語が頭の中で回ります。

すると亀仙人は、なぜかデスクの上に置いてある赤い風船を手にして言います。

「ここにふくらんだ風船があるよね。こうやって指に力を加えると、風船は少し変形する。こんな感じで、こころや身体に負荷がかかるようなイメージを持つといいよ」

「なるほど、わかりやすいです。でも、ストレスってないほうがいいですよね」

そう言った瞬間、亀仙人の目がキラッと光りました。

「いやいや、ストレスは人が生きていくうえで大切なものなんだ」

「ストレスが大切ですか!?」

「そもそもストレスなしに暮らすことなんてできないし」

「そうでしょうか……」

少し納得がいかず口をとがらせましたが、亀仙人はかまわず続けます。

「誕生から、入学、卒業、受験、就職や転職、結婚、出産、死別といった、ライフイベントのすべてがストレスになるんだ」

「えっ、そうなんですか!?」

驚く私に、亀仙人は当然のように言います。

「だって何かあるたびに、環境が変化して、緊張したり、悲しんだり、落ち込んだりするでしょ」

「たしかに、はじめての環境って、ある意味ストレスですよね」

「入学も卒業も、出会いも別れも、何もない人生ってどう？」

「それは味気ない気がします」

「それだけでなく、暑い、寒い、痛いはもちろん、ちょっとした気温の変化や、人から何かお願いされたりとか、ほしいものがあるのにお金が足りないとか、そんなこんなすべてがストレス要因ということだからね」

「そう思うと、ストレスなしの生活ってありえないですね」

「ストレスはなくそうとするのではなく、うまく付き合うことが大切なんだよ」

（そういうものなんだ！）

私のこころの中に、何か小さな明かりが灯った気がしました。


亀仙人は続けます。

「感覚遮断といって、実際に、外部から刺激のない環境の中にいると、人はどうなるかを調べる実験（※9）があったんだよ」

※9　カナダの心理学者ドナルド・ヘッブによって1951年に行われた実験。外部からの刺激を排除すると人はどう変わるかを調べるために、14人の学生を14の防音室に入れ、食事とトイレ以外はベッドに寝てすごしてもらいます。すべての感覚を遮断するために、被験者はゴーグルをして、手足にはカバーをされます。耳の周りはU字型の枕で囲まれて空調の音も聞こえなくしたうえで、経過を6週間、観察します。

「すごい実験ですね」

「今は禁止されてるんだけどね。結果、6週間どころか4日もたなかったんだ」

「本当ですか！」

「全員が、体温調節機能がおかしくなる。思考力や注意力が散漫になり、洗脳されやすくなる。それだけでなく、論理的に思考を組み立てるどころか、簡単な算数のテストもできなくなった。恐ろしいことに、妄想・幻覚・幻聴といった統合失調症のような症状まで出るようになったんだ」

「う〜ん……」

「人は人との関わりがあって、ストレスを受けて対処を繰り返すから生きることができるんだよ。ストレスの説明を風船にたとえたのには、じつは理由があってね」

そう言いながら、亀仙人はまた赤い風船をギュッとつかみます。そして天井に向かって放り投げました。

「ほら、手を離すと風船は元の形に戻るんだ」

その言葉を推進力にして、赤い風船は少し舞い上がってから、ゆっくりと舞い降りてきます。手を伸ばして受け止めた風船を、なぜか私は大切に抱きしめていました。

そんな私の様子を眺めながら、亀仙人は優しく言います。

「まずは、ストレスとストレッサーを混同しないことが大切なんだ」

「ストレスとストレッサーですか？」

「そう、ちなみに患者を運ぶのはストレッチャー」

「関係のない話はやめてもらえますか」

「失礼。ストレスは自分の中で発生させるもので、工夫しだいで大きくしたり小さくしたりコントロールできる。一方のストレッサーは、ストレスを発生させる外的要因でコントロールが難しいんだ」

「なんだか難しい話ですね」

「簡単だよ。たとえば、嫌いな上司はストレッサーであってストレスではない」

「嫌いな上司って、ストレスなんですけど」

「いや、嫌いな上司に説教されて、心の中に生まれてくるのがストレス」

「そう言われると、混同して使ってますよね」

「だから、ストレッサーである嫌いな上司をコントロールしようと思うのではなく、説教の結果生まれる気持ちをコントロールする必要があるんだよ」

私の中で、何かが腑に落ちる感覚がありました。

亀仙人は続けます。

「ストレスには2種類ある。わかりやすく言うと、よいストレスと悪いストレス。うちのクリニックでは『必要なストレス』と『過剰なストレス』と呼んでいるんだ」

「よいと悪い、必要と過剰、ですか?」

「よいストレスがあるから、モチベーションが上がったり、がんばろうと思って壁を乗り越えたりすることができる」

「具体的にどんなものでしょう？」

「たとえば、大勢の人の前で話さなければならないとか、レポートの提出期限が迫っているとか……」

「それは、ストレスですよね」

「でも、それがあるからがんばれるんだ。そして、達成感ややりがいを感じたり、成長できるし、相乗効果で対人関係や社会活動も良好になる」

「たしかに……」

「でも、適度ながんばりでなく、必要以上にがんばろうとしてしまうとダウンしてしまって、せっかくのよいストレスが簡単に悪いストレスに早変わりしてしまう」

「なんだか、めっちゃわかります」

「一方の悪いストレスは、何かを我慢し続けなければならないという、耐え忍ぶ状態を継続しなければならないようなストレスだ。ハラスメントや苦手な仕事、人間関係やSNSでのマイナスな感情、騒音による苦痛といったものもそれにあたる」

「私にとって、飛び込み営業とか、まさにそうです」

「そうなんだね。でも、コントロールが上手な人は、必要最低限のストレスで切り抜けることができるんだ。一方で、コントロールが下手な人は、ストレスを必要以上に大きくしてエネルギーをムダづかいしてダウンしてしまう」

「人によるってことですね……」

そううなずく私に、亀仙人は言います。

「だから、よい悪いもいいけど、大切なのは過剰になっていないかどうかなんだ。がんばることも我慢することも大切なことだけど、程度が肝心だからね」

そう言われて私は、飛び込み営業がストレスでない先輩もいることに気づきました。

亀仙人はさらに続けます。

「ストレスを感じると脳からの命令でストレスホルモンが分泌される。そのホルモンのおかげで、こころと身体はストレスに対応できるように反応する。でも悪いストレスの場合は、脳がそのホルモンにずっと浸っているような状態（慢性的なストレス反応状態）になるんだ。そのことで神経細胞に変調を来して不快な症状が生まれ、メンタル不調からはじまって、こころの病は引き起こされるんだ」

「へぇ……。メカニズムがわかると、ある意味、スッキリしますよね」

「でも、普通の心療内科はこんなメカニズムをいちいち教えてくれないから」

「そりゃ、診察時間は15分ですもんね」

「それにメカニズムはわかっても、ストレス自体は避けられない」

「たしかに……」

「良いストレスとして、適度にがんばる方向に持っていければベスト」

「でも、切り替えるのが難しいものもありますよね」

「だから、慢性的なストレス反応が起きている状態になっていたら、それに自ら気づいて解消することが大切というわけだ」

そう言って亀仙人は、またキャビネットをコンコンと指で叩きながら言いました。

「これはステンレス」

(……もう、それはいいんですけど)

「ストレスとステンレスね」

(そのダジャレ、なに気に入ってるんですか……)

「ひなたちゃんの、その冷たい視線、ちょっとストレスなんですけど……」

「必要なストレスだと思って、乗り越えてください」

マインドフルネスで「今」に集中する

慢性的にストレス反応が起きてしまうと、さらに坂道を転がるように悪化させてしまう仕組みが人間にはある、と亀仙人は言います。

「それが、記憶力と想像力なんだ」

「記憶力と想像力？」

「どちらも人間にとって、なくてはならない大切な力なんだけど、これがやっかいなんだ。想像力と記憶力さえなければ、メンタル不調になる人は激減するよ」

「そういうものなんですか？」

いまいちピンときていない私に、亀仙人は尋ねます。

「家に帰って、仕事のことを思い出してストレスを感じたことない？」

「ありますよ。誰だってあるんじゃないでしょうか」

「そう、それが記憶力のなせるわざだよ。家にいるということは、仕事から離れているんだから、わざわざ思い出してまで仕事のストレスを感じる必要なんてないよね」

「理屈ではそうですけど……」

「こころを傷《いた》めやすい人に限って、義務感からわざわざ仕事を持って帰ったりするんだ。それでがんばりすぎて疲れ果てて、悪い記憶ばかりがよみがえって頭の中をグルグル回る」

「わかる気がします」

「他にもパワハラを受けている人が、家で上司がいない状態になっても思い出してストレスを感じてしまう。その結果、ストレス反応の慢性状態がひどくなる」

「そういえば、私なんて飛び込み営業をする夢を見て、突然、心臓がバクバクしてガバッと起きたこともあります」

「寝ていてもストレス反応が起きているって、強烈なストレスなんだね……」

亀仙人のそんな優しい言葉を聞いた瞬間、驚いたことに、私の目から涙がこぼれました。私は自分でもビックリしました。そんなに悲しいわけでもないのに、涙はポロ……ポロ……と、断続的に流れます。

「薬に頼らない治療は大変だけど、しっかりがんばれば、ちゃんと対処できるようになるから安心して」

そう言う亀仙人に、私は声を出せないままうなずきます。

「一方、想像力のおかげで、明日も同じことが起こるかもしれないと勝手に想像してしまうんだ。その結果、まだ起きてもいないことなのにストレスを感じてしまう」

私はただただ、あるあると思いながら、フーッ……、フーッ……と息を吐きました。

「目の前には実際に何もないのに記憶や想像の産物にストレスを感じるって、きっと人間だけだよね。過去や未来について勝手に考えを巡らせてストレスを感じ、ストレス反応をさらに慢性化させていく」

(要するに、家にいるときにリラックスできるだけでも全然ちがうんだ……)

そう思った私に、亀仙人は教えてくれました。

「このように目の前の現実ではなく、過去や未来についてあれこれ考えを巡らせてしまう状態を〝マインド・ワンダリング〟って呼ぶんだ」

(マインド・ワンダリング?)

私の頭の中で単語がリピートされます。亀仙人は言います。

「実際の現実ではなく、過去や未来を見てしまっているわけだから、そんなこんなを考えないようにして、現実だけを見るようにコントロールできればいいんだ」

やっと声を絞り出せるようになった私は、鼻声で言いました。

「そでが、でぎれば苦労じまぜんよ……」

すると、亀仙人は力強く答えます。

「できるんだよ。トレーニングすればね」

(えっ⁉)

私を指差して、亀仙人は続けます。

「問題はいつはじめるかだ」

そして、ニカッと白い歯を見せて言いました。

「……今でしょ!」

亀仙人はデスクから立ち上がると、ホワイトボードの前に立ちました。そしてホワイトボードの留め金をはずしてクルッと縦に一回転させると、さっきまで裏側に隠れていた文字がデーンと現れます。

「マインドフルネス」

赤いマーカーで大きくそう書かれています。

「ま、簡単にいうと現代版の瞑想だね」

私はホワイトボードの裏側にあらかじめマインドフルネスと書かれていたことに対する驚きからまだ覚めません。そんな私を置いてきぼりにして、亀仙人は解説します。

「今この瞬間に集中して、〝今〟でこころをいっぱいにするんだよ。それがマインドフルネス」

「こころを〝今〟でいっぱいにするんですか？」

「呼吸が基本だからね、まずはこのイスにちゃんと座ってみて」

言われるまま、私はソファから立ち上がり本棚の前のイスに移動します。

「背筋を伸ばして、背もたれから背中を離して、身体の力を抜いて……」

怪しい催眠術士に思えなくもありませんでしたが、私は亀仙人の指示に従います。

「目を閉じて……。ゆっくり呼吸して……。ゆっくり……ゆっくりね」

私は鼻から息を吸って、口からゆっくりと吐きます。その瞬間、亀仙人からのダメ出しが入ります。

「ダメダメ、ほとんどの人は意識して呼吸するときは吸うことからはじめるんだけど、呼吸は吐いてから吸うんだよ。まずは胸に溜まっている空気を全部吐き切って」

私は言われた通りに息を吐き切ります。

「そうそう……、そして今度は鼻から吸う……。呼吸に集中するんだ。3秒吸って……、6秒吐く……。息は吐き切るイメージで……」

少し気分が落ち着いてきたのを感じていると、亀仙人から少しの間を空けながら指示が出ます。

「……鼻の穴を通る空気を感じて……。お腹がふくらんで、平らになって、……ふくらんで、平らになって……」

ゆったりとした空気のなか、亀仙人の指示は続きます。

「呼吸に意識を向けながら、……できれば、こころの中で言ってみて『今、息をすっている……すっている』『息をはいている……はいている』、何度も繰り返して……」

（たしかにリラックスしてきた。でも、目を開けると誰もいなかったりして……）

そう思ってしまった瞬間、亀仙人からの指示が出ます。

「雑念が浮かんでくるから、雑念だと思ったら『戻ります』とこころの中で唱えてから、意識を呼吸に戻すんだ……雑念が浮かぶことは悪いことじゃないからね」

雑念が浮かんだ瞬間にそう指示されたので、思わず声に出して言ってしまいそうになりますが、ぐっとこらえます。

「雑念が浮かんでいることに〝気づき、戻す〟を繰り返すことで前頭葉が鍛えられて、またあとで説明するセルフモニタリングやセルフコントロールの練習になるからね」

亀仙人はそう言いながら、「今、息をすっている……すっている」……「息をはいている……はいている」……そう少しの間を置いて繰り返しています。

おそらく10分程度たったころでしょうか。

「はい、ひなたちゃん、目を開けて」

亀仙人のそんな声で私は目覚めました。本当に朝起きた瞬間のように、目覚めたような感覚になったのです。目を開けると一気に視覚・聴覚からいろんな情報が飛び込んできました。呼吸に集中するだけで頭がスッキリして、クリアな真っ白い状態になれている自分に驚きました。亀仙人は言います。

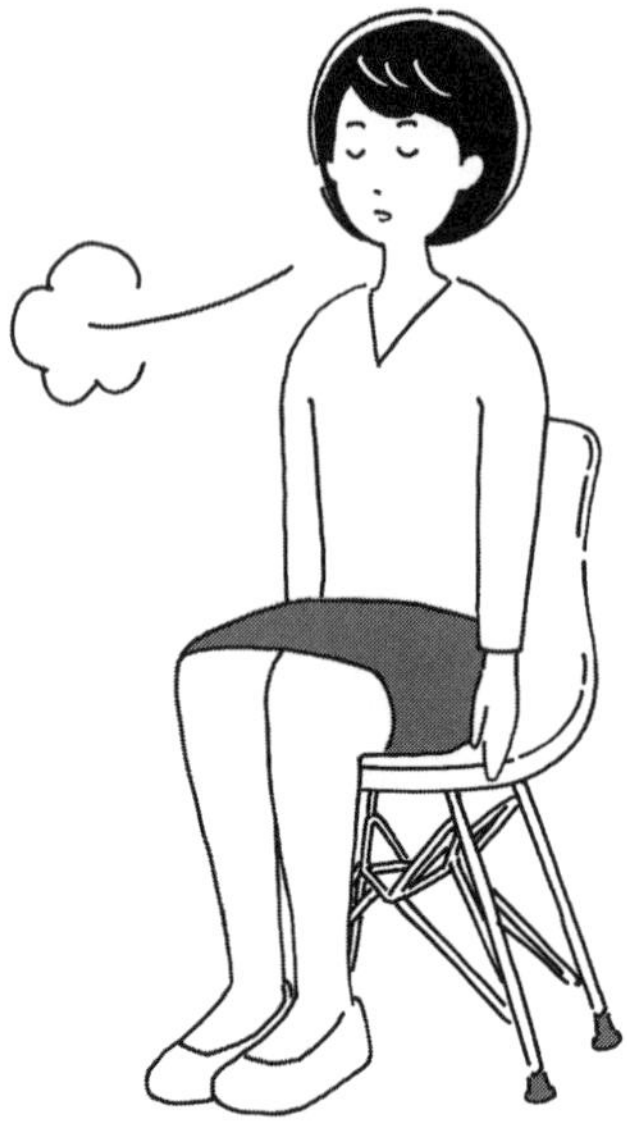

「ゆっくりと動いて、元に戻ってね」

言われた通り、私は首と肩を数回ずつ軽く回して「ア〜……」と声にならない声を出しました。

「こころが疲れているときは、過去の記憶や未来の妄想に縛られているから、現実を見つめることに集中できれば、こころは少し楽になる」

「今の自分を意識するんですね」

「そう。呼吸に意識を向ける以外にも、自律訓練法という方法があるから紹介するね」

そう言いながら、亀仙人はホワイトボードに6つの言葉を書き加えます。

自律訓練法の主な内容

1：両腕両脚が重たい　2：両腕両脚が温かい

3：呼吸がゆっくりできている　4：心臓がゆっくり動いている

5：お腹が温かい　6：おでこが涼しい

「それぞれ、両腕両脚、呼吸、心臓、お腹、おでこに意識を向けて集中することで、マインド・ワンダリングによってストレスが増幅されることがなくなり、ストレスホルモンの分泌が抑えられるんだ」

亀仙人の話を聞きながら、私はさきほどの瞑想中の感覚を思い出していました。

(私、さっきは一瞬、宇宙空間に放り出されたような感じになっていた。あれがマインドフルネス。たしかに、イヤなことを思い出したり、想像したりして悩むことのない時間をつくれるかも……)

「ルーティンにするために、1と2を寝る前とか、お風呂の前とか、タイミングを決めてやるようにするといいよ」

そう言う亀仙人に私は力強くうなずきます。

「慣れてくると、すぐに今だけを意識する状態になれるからね」

「今日からやってみます」

「それとは別に、今に集中するために、もうひとつ有効なトレーニングがあるんだ」

「なんですか？」

「それは実況中継」

「実況中継ですか？」

「歩きながら、私は今歩いている……、右、左、右、左、といったように、こころの中で声にして自分の行動を実況中継するんだ」

本当にそんなことが有効なのかと首を傾げる私に、亀仙人は真面目に解説します。

「頭の中の思考や感覚と行動を一致させることをシングルタスクといって、これもセルフモニタリングやセルフコントロールのトレーニングになるんだ。複数のことを同時に行うマルチタスクとちがって、シングルタスクでは脳のエネルギーが抑えられ、前頭葉が休まる」

「う〜ん……」

「だからだまされたと思って、食事中や電車の中なんかで意識してやってみて」

そう言われてしかたなくうなずく私です。

ここで、亀仙人は手の平を上に向けて手をヒラヒラさせて、何かを返してほしいという仕草をします。

このときはじめて、私は赤い風船を抱いたままの自分に気づきます。そして手渡した赤い風船を、亀仙人はデスクの一番下の大きな引き出しの中にそっと片づけました。

「これ、また使うからね。あげられないんだ」

（別にほしくはありませんけど……）

「いちいちふくらますの、ほっぺたが痛くなって大変だしね」

（エアポンプ買えばいいじゃないですか……）

「割れると困るから、そっとここにしまってるんだ」

（一番下の引き出し、風船だけで満タンになってますけど……）

「じゃ、今日はここまで。ありがとうございました」

その言葉を聞いて、私はぺこりと頭を下げます。最後に、亀仙人は言いました。

「また来週！」

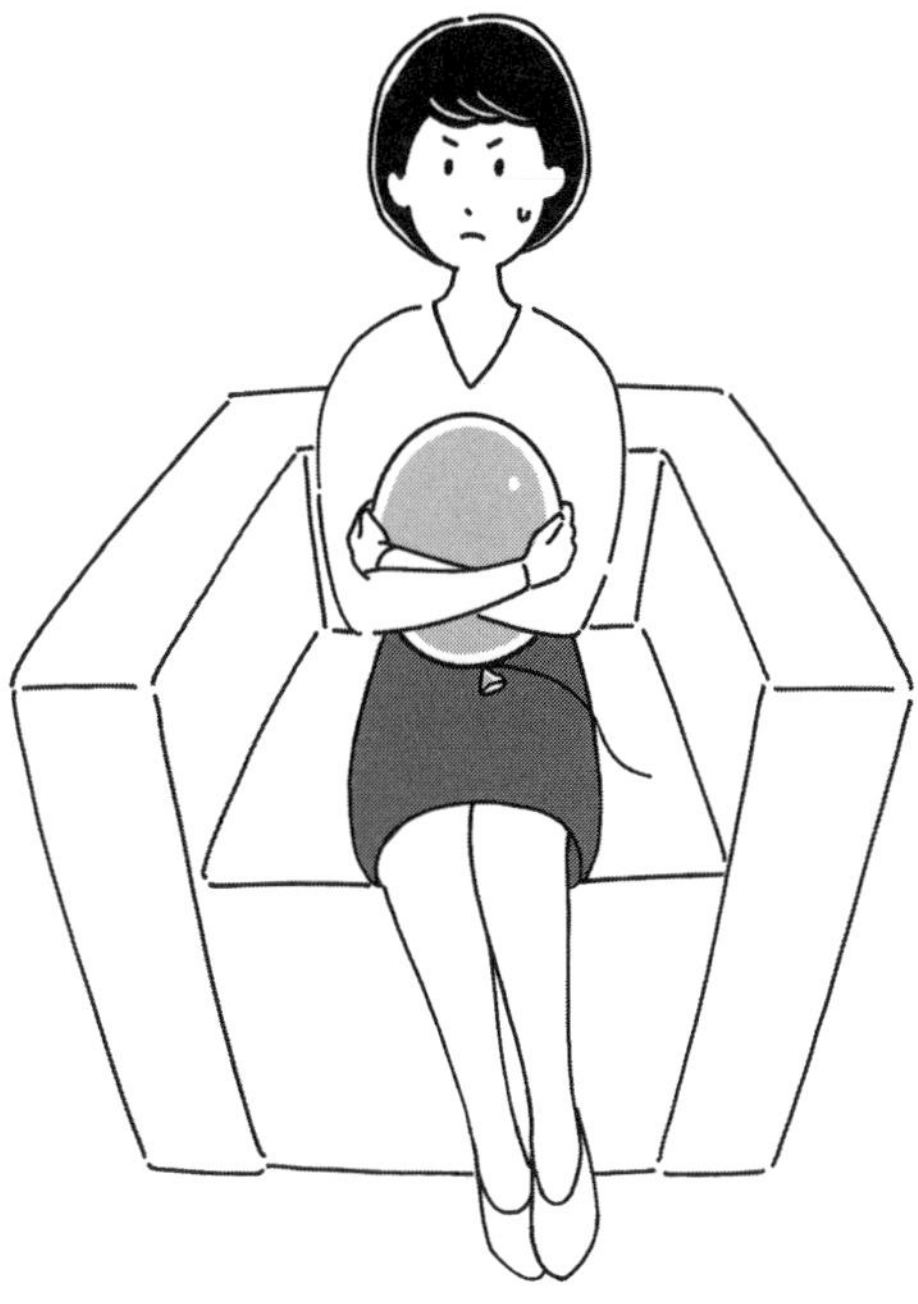

コーピングで「自分なりの対処法」を見つける

「また来週！」と言われたので、また土曜日にしようかと思ったのですが、次の診察はそれより早く、会社帰りに行ける水曜日の夜にしました。

おそらく、この日は残業がないだろうとわかっていたのと、もっと他にもセルフメディケーションを学びたいと思ったのがその理由です。

夕方の6時に退社して、6時半に亀仙人のクリニックに到着しました。診察室の扉を開けると、亀仙人は「やぁ、ひなたちゃん、どう？」と笑顔を向けます。

「相変わらず調子が悪いときはありますが、マインドフルネスと自律訓練法はなんだかいい感じです」

私がそう答えると、亀仙人は腕を組んでウンウンとうなずきながら言います。

「なかなかすぐにできない人もいるのに、ひなたちゃんは筋がいいよ」

亀仙人はご満悦な感じで「もっと煮込めばいい味になるよ」と続けます。

なんの話だと思いながら、私はこの日もいつものソファーに腰かけました。


「マインドフルネスや自律訓練法は、いつやってるの？」

亀仙人のそんな質問に、私はノートを取り出しながら答えます。

「ベッドに入って眠りにつくまでの間に行うことにしました」

「いいねぇ～」

何がいいのか不明でしたが、私は続けます。

「実況中継もときどきですけど、歩きながら意識するようにしています」

「いいねぇ～」

これも、何がいいのか不明でしたが、亀仙人はニコニコしています。

「自律訓練法は、私の場合『両腕両脚が重たい』というほうが入りやすいです。『両腕両脚が温かい』は正直なんだかよくわからなくなって、すぐ終わってしまう感じです」

「まぁ、難易度のようなものもあるからね。なんとなくでいいんだよ」

そう言ってから、亀仙人は教えてくれました。

「とにかく、難しく考えず、気に入ったので続ければいいからね」

私は軽くうなずきながら思いました。

（たしかに、ここ数日はストレスから解放される時間が増えたような気がする……）

そんな私を優しい目で眺めながら、亀仙人は「ちょっと難しい話をするね」と断ってから言いました。

「呼吸には3種類あって、それぞれ、コントロールしている脳の部分がちがうんだ」

はじめて聞く話に、思わず「へぇ〜」という声がもれます。

「ふだん、何気なく意識せずに行っている呼吸（代謝性呼吸）は脳幹。呼吸法のように意識的に行う呼吸（行動性呼吸）は大脳皮質。こころの動きに左右される呼吸（情動性呼吸）は扁桃体《へんとうたい》がそれぞれコントロールしているんだ」

「同じ呼吸なのに、司令室がちがうって面白いですね」

そう相づちを打つ私に、亀仙人は続けます。

「不安になったりイライラしたりすると、呼吸が浅くなったり速くなったりするよね。それは情動性呼吸モードになっている証拠なんだけど、その情動性呼吸をコントロールする扁桃体は、さまざまな感情が生み出される情動中枢でもある」

「感情と呼吸が同じ脳から生まれているってことですか……」

「そして驚いたことに、不安になったりイライラしたりするから呼吸が浅く速くなるのではなく、呼吸が浅く速くなってはじめて不安やイライラといった感情が起こったり、筋緊張や血圧上昇なんかも発生することがわかっている」

「え？　どういうことでしょう？」

「情動性呼吸を行動性呼吸に置き換える、つまり、不安やイライラに襲われたとき、意識的にゆっくりと呼吸することで逆に感情をコントロールできるってことだ」

「すごいじゃないですか！」

またまた思わず大声を出してしまう私に、亀仙人はまとめます。

「だから呼吸法が成立するんだよ。こころと呼吸はつながっているんだ」

「こころと呼吸がつながっている……」

リピートする私に亀仙人は言います。

「漢字で自分の〝自〟と〝心〟、と書いてなんて読む?」

「う〜ん……〝自〟と〝心〟……〝息〟! すごいですね!」

感動している私に、亀仙人は親指をグッと立てて見せます。

「呼吸が大切だからね。ゆ〜っくり、ゆ〜っくりね。これからも3秒吸って6秒吐いてを忘れずに、呼吸で扁桃体をだますんだ」

そしてニッコリと笑顔を見せました。


「マインドフルネスや自律訓練法って、家に帰って落ち着いてからしかできないけど、ストレスは仕事中に山ほど襲いかかってくる」

亀仙人はそう口にします。

たしかに……、そう思いながら、私は次の言葉を待ちます。

「大きな出来事やトラブルなんかより、日常的に降り注ぐ、ちょっとしたストレスのほうが、こころにとってはやっかいなことが多いんだよ。だから、いつでもどこでもできるストレス対処の方法があればいいよね」

「そうです、そうです」

当然のごとく同意する私に亀仙人は言いました。

「あるんだな、それが」

その言葉に、私はすぐに「知りたいです！」と反応します。そして、亀仙人の言葉をメモしようとペンを握る指に力を込めます。

「そういうストレス対処の方法を、コーピングというんだ」

「コーピングですか？」

聞き慣れない言葉にクエスチョンマークを醸し出す私を見て、亀仙人は立ち上がります。そして例のごとくホワイトボードの前に立ち、〝ｃｏｐｅ〟と書きました。

「〝ｃｏｐｅ〟というのはうまく処理する、対抗する、対処するという意味の動詞ね」

そう言ってから、指で最後のｅをサッと消してｉｎｇをつけ加えます。

「これでコーピング」

私はノートに〝ｃｏｐｉｎｇ〟と書いてから、亀仙人を見つめます。

「コーピングのやり方は……」

「はい」

「コーピングのやり方は……」

「はい」

「コーピングのやり方は……」

「引っ張りすぎですよ。早く教えてくださいよ」

「コーピングのやり方は……、自分で考えるんだ」

ドテッ。自分で考えるって……。ズッコケる私に亀仙人は真顔で言います。

「冗談ではなく、コーピングは自分で対処の方法を考えて、実践するものなんだ」

マインドフルネスや自律訓練法のように、今まで知らなかった具体的な方法を教えてもらえると思っていた私はちょっとガッカリです。

「自分で考えるって、何をどうするんですか？」

そんな私の質問に、亀仙人は答えます。

「何にどの程度のストレスをどう感じるか、どうすればコントロールできるか、すべてが人それぞれだからね。客観的に自分で観察して考えて実践することで、いつでもどこでもできる、オーダーメイドのコーピングが完成するんだ」

（そりゃ、自分で考えればオーダーメイドになるでしょうけど……）

そう思いながらも、いまひとつ納得がいきません。

「ただ、このコントロールの方法を間違えると、さらに症状が悪化して悪循環に陥ることもあるから要注意」

「どういうことですか？」

「たとえば、ストレスをコントロールしようと気晴らしに旅行に行ったところ、イヤな気分はまぎれたけど、身体が疲れて睡眠時間が短くなる。結局休み明けの仕事がつらくてたまらない……といったように、まさに逆効果になったりする」

「そういうのありますね」

「だから、単純に『ストレスのコントロール＝気晴らし＝旅行』だと考えず、まず自分の性格や傾向や生活リズムと向き合うんだ。かぎられたエネルギーをどう配分するかが大切だから、気晴らしになることをすれば回復する、と思うのは致命的な間違いだからね」


そう言ってから、亀仙人は人差し指を立てて「その１！」とコールしてから続けます。

「まず、自分がどんなときや、どんなことにストレスを感じるか、客観的に観察（モニタリング）して言葉にするんだ。これが前回言っていたセルフモニタリングだよ」

「セルフモニタリング……、自分を観察ですか」

「漠然とストレスを感じるのではなく、明確に原因を意識する」

「そう言われると、私の場合はなんと言っても、飛び込み営業ですね。すっごい勇気がいるんですよ。飛び込み営業に行くと思うだけで、冷たい反応されたらどうしようとか想像して、胸がワッサワッサして、いても立ってもいられなくて……、ホントにつらいんです」

そう答えながら、すぐにまたひとつ思いあたります。

「毎週金曜日、上司にネチネチ言われるのもストレスですね」

亀仙人はうんうんとうなずいています。

「あ、混雑する通勤電車も……」

そう言いながら、案外いろいろあるものだと自分で思いました。

亀仙人はつけ加えます。

「上級者になると、ストレスを感じていなくても、ふだんからイスに座って自分の姿勢や呼吸、思考などのモニタリングを繰り返してもらうんだ。そうすることで、日常的に無意識に自分自身をモニタリングできるレベルにまで訓練する」

「なかなか大変そうですね」

「これができるようになると、些細な前兆をキャッチできるようになって再発防止に有効なんだ。自分と向き合う苦しいトレーニングになるけど、セルフモニタリングには、こころして取り組んでもらわないといけないんだよ」

そんな亀仙人の言葉に、気持ちが引き締まるのを感じました。

亀仙人は指を2本立てて「その2！」とコールしてから続けます。

「次に、それがどういうストレスなのか観察してみて」

「どういうというのは、どういうことでしょう？」

「どういうというのは、感じるストレスの程度や、どんな反応を自分が示しているかを言葉にするんだ」

「難しいですね」

「難しく考えないで。0を基準にマイナス10〜プラス10の中で数値化するんだ。たとえば、胸がワッサワッサする不安を感じて気分が落ちているときはマイナス8とか」

「はぁ」

「他にも、なんとなく胃が痛くて食欲が出ないときは体調がマイナス4とか。ためらっていた仕事に着手できたときは意欲がプラス7とか。高揚感、楽観、恐怖、怒り、あせりなんかを自分なりの言葉でプラスとマイナスに分けて表現すればいいんだよ」

「数字は、どういう基準ですか？」

「自分なりの感覚でいいんだけど、よいときは正当化しすぎたり、悪いときは悲観的にとらえすぎたりしがちなんだ。だから、いいかげんにやっていると、サインに気づきにくくなって再発のリスクが高まるからね。自分なりの基準をつくってきちんと数値化することが、セルフモニタリングのポイントなんだよ」

数値化することに意味があるんだろうかと思いつつも、私は答えます。

「じゃ、飛び込み営業は、胸がギューッとしてワッサワッサして気分はマイナス10」

「そうそう」

「上司にネチネチはどんより沈む感じで気持ちがマイナス4。通勤電車はワァーと叫びたいようなイライラ感で気分がマイナス3」

「いいねぇ。ひなたちゃん筋がいいよ。もっと煮込めばいい味になるよ」

（また言ってる……）


平日夜のクリニックは、土曜日午後のクリニックと比べると、どことなく静かな雰囲気です。そんな雰囲気のなか、今度は指を3本立てた亀仙人のコールが響きます。

「その3！　次に、ストレスに見合った対策を自分なりに考えるんだ」

「対策と言われても、仕事で疲れてるときなんて何をしていいか困りますけど」

「岩盤浴なんてどう？」

「そんなのでいいんですか？」

「もちろんだよ。ただ、おいしいものを食べるなどの一般的なストレス解消とは別だからね。とくに、カラオケのような気晴らし系は要注意」

カラオケなんか最適だと思っていた私は、思わず聞き返します。

「どうしてでしょう？」

「テンションを上げる系は軽躁状態を呼び起こして、結果的に過活動になる。そこから混合状態やうつ状態になってしまう危険性があるんだよ」

「そうなんですか……」

私の脳裏に、音楽を聴いたり、チーズケーキを食べたり、といくつかのアイディアが浮かびます。そんな私の様子を見ながら、亀仙人は言います。

「とりあえず10個でいいから、考えてもらっていいかな」

「10個ですか……」

ストレス対策なんて考えたこともなかった私は、そう言われてう〜んと考え込んでしまいます。亀仙人は至って真面目な表情で続けます。

「その中から、それぞれのストレスに見合った方法で対策してもらうから、あえていくつか考えてもらうことは大切なんだよ。がんばって。ストレスが下がるようなことをイメージするだけでも立派なストレス対策だからね」

「買い物しまくっている自分を想像するとか、そんなのでいいんでしょうか」

「う〜ん……、それも要注意だね。気分が上がるような想像は、軽躁状態を助長しかねないんだよ」

「想像するだけでもダメなんですか？」

「カラオケと同じく、軽躁状態や混合状態を助長して、過活動になる危険性があるんだ。どうしても、上がると落ちることになるからね」

「難しいですね……」

そうつぶやく私にかまわず、亀仙人はカウントダウンをはじめます。

「制限時間は20分！　用意スタート！　チックチックチックチック……」

そう言われると、あわてて考えてしまうのはクイズ番組の影響でしょうか。

ペンを持って急いで書き出したら、やってみると案外できるものです。10分もかからず、簡単に10個以上挙げることができました。


好きなコミックを読む。上司のホクロを数える。実家のネコの写真を眺める。撮りだめた映画を観る。呼吸を意識する。遠くの景色を眺める。チーズケーキを食べる。「なんくるないさぁ」とつぶやく。友だちに電話する。近所をウォーキングする。本を読む。ネイルサロンに行く。美容院でカラーリングをする。

亀仙人はひと通り目を通しながらニコニコと言います。

「いいねぇ。上司のホクロを数えるなんて、金曜日のネチネチタイムにもってこいだねぇ。でも甘いものを食べることは、血糖値の調整で臓器のオーバーワークにつながるから、その場限りのコーピングにしかならないんだ。だからチーズケーキのように甘いものを多く摂ることは、こころの健康のためには避けたほうがいいね」

メモをしながら聞いている私に、予想外のダメ出しは続きます。

「好きなコミックや撮りだめた映画は、趣味としてはいいんだけど、ストレス対策としては脳や目が疲れることになるからNGだね」

厳しい言葉に、簡単に考えていた私は少しうつむいてしまいます。

「それから友だちに電話するというのも、たとえ気分が晴れたとしても脳が疲れてしまって、その結果、過活動になりやすいから、最初のうちは専門家以外との積極的なコミュニケーションもやめたほうがいい。気分を上げるのではなく、あくまでニュートラルを目指すイメージを大切にして」

亀仙人の言葉に私は小さくうなずきます。

「うるさいようだけど、ここは厳しくちゃんと取り組む必要があるからね。いいかげんにやってしまっては、薬に頼らず治すことなんて絶対できないから、こころして」

亀仙人は続けます。

「どのストレスにどの対策という、有効性はもっと大切だからね。挙げてもらった対処法の中から、今感じているストレスの性質を見極めて、いかにその性質に合わせた対処を繰り出せるかが最大のポイントだよ」

「ストレスの性質ですか？」

「そう。たとえば胸がギューッとするのは身体的なサインだから、そういうときには身体的な対処法として呼吸法が有効だし、難しければ何か飲み物を飲むだけでもリラックスできるんじゃないかな。胃に水分を入れるだけで副交感神経が刺激されるからね。他にも首をゆっくり回すといった、その場でできる簡単なストレッチもいいかもね」

亀仙人のアドバイスは続きます。

「上司のネチネチは感じ方、とらえ方の問題だから、ホクロを数えて刺激自体をそらすことの他にも、このネチネチもお給料のうちだ、と適応的な思考をしてみるとかね」

（なるほど……）

「ワーッと叫び出したくなることへの対処としては、たとえばとにかく浮かんだ言葉を手帳に書きなぐるという代替行動を考えることもいいかもね」

私が考えたのとはちがって、有効性がありそうな対処の連続に感心しきりです。

メモを取る私の手が止まるのを確認してから、亀仙人は指を4本立てて「その4！」とコールします。

「最後にその結果、ストレスが軽減されたかどうかをしっかりと評価するんだ」

「評価ですか？」

「毎週金曜日、上司にネチネチ言われて気分が沈むストレスが、上司の顔のホクロの数を数えることで、気持ちがどんより沈むマイナス4からマイナス1に変わったとか」

「なるほど……。だから、さっきあえて数字にしたんですね」

「それで減っていなければ、繰り返したり、さらに工夫を加えたりする。〝その1〟から〝その4〟を何度も何度も日常的に繰り返すことがコーピングなんだ」

決して難しいことではないけれど、なんだか効果がありそうに思えました。

亀仙人は、「一応、知識として知っておこう」と言ってから、ホワイトボードの留め金をはずしてクルッと縦に一回転させます。ホワイトボードの裏側には、あらかじめ青いマーカーで文字が書かれていました。

「ストレス対策には4種類あるんだ」

亀仙人の声が響きました。

1　積極行動
原因を解決することに重点を置いた働きかけ

2　代替思考・代替行動
感情の制御に重点を置いた働きかけ

3　否認
なかったことにする

4　回避
とにかく避ける

「3と4は、ちょっと笑えますね」

そう言う私に、亀仙人は真面目な表情で言います。

「3も4も立派なストレス対策のひとつだからね」

（たしかに、ストレスの原因となるものをできるだけ避けることが効果的なのは間違いないし、それに、ストレスの原因をなかったことだと思い込もうとするだけで気は楽になるかも）

そう思った私に、亀仙人は言います。

「でも、3や4の対処ばかりに偏ると、自尊心が低下して抑うつ気分につながるなんてこともあるから要注意なんだ」

やっぱ難しい……。亀仙人の解説は続きます。

「1は、ストレスの原因を解決する働きかけのこと」

「大もとから、いくわけですね」

「たとえば、ひなたちゃんの飛び込み営業だと、上司にかけ合って、配置を営業から事務に換えてもらうとかね」

「無理ですよ」

「つまり、1はわかっていても難しいってところが難点だ」

う〜む……。私は腕組みをしながら亀仙人の次の言葉を待ちます。

「続いて、2は自分の感情を制御することで対処する働きかけのこと」

「自分の感情を制御する……ですか」

「気分が落ちるようなことは考えないとか、癒しを求めるとかね」

「こっちのほうが、やりやすいですね」

「他にも、飛び込み営業を〝自分に向いていないやりたくないこと〟だと考えるのではなく、〝将来のためのスキルアップにつながる〟という考え方をする」

「考え方を変えるって……、イヤなものはイヤですよ。難しいじゃないですか」

「じゃ、どうして飛び込み営業がイヤなのかを考えるんだよ」

「どうしてって、そりゃ、断られるのがいつもイヤで怖いし、それに、いつも結果が出なくて、でも出したくて苦しいからですよ」

「いつも結果が出ないって本当にそうかな？」

……。亀仙人の言葉に思わず私は黙ってしまいます。

「……というように、事実をありのままにとらえつつ、少しずつ力を加えて考え方を柔らかくしていくことが必要なんだ。でも、これは時間のかかる大変な作業になる。だってイヤなものはイヤだもんね。２の難点は、根本的な解決にはなかなかならないんだ」

（たしかに……）

「３と４は面白いですけど、常にできないですよね」

「だから理想を言えば、１と２をバランスよく行いながら、ときどき3と4を織り交ぜてみるのがベスト」

（そう言われると、ますます難しい……。やっぱ薬に頼らない治療って厳しいんだ……）

そう思った私を見透かしているかのように亀仙人は言います。

「でもまぁ、とりあえず、できることをやるだけでいいよ」

ドテッ。ズッコケながら、私は頭の中で〝ＴＯ ＤＯリスト〟を考えていました。

☆上司に説教されているときはホクロの数を数える

☆満員電車では実況中継

☆週に一度だけ早起きして時差出勤する
☆飛び込み営業に行く前には、癒される写真を眺めながら呼吸法を意識
（しっかりと吐き切ることを意識する）
☆飛び込み営業で冷たくされたら、なかったことにする

「じゃ、今日はここまで」

亀仙人のその言葉を合図に、私はノートとペンをカバンにしまいました。亀仙人は続けて言います。

「今日は味見程度で簡単に説明したけど、ストレス対策にはトレーニングが必要で、本当に難しくて、深いものなんだよ」

「はい」

「ストレッサーを変えることは難しいけど、認知と行動を変えることは訓練でできるからね。長い道のりになるけど、少しずつ進んでいこう。とりあえず、明日からストレス対策を実践してみて」

そう言いながら、亀仙人は机の引き出しからコアラのマーチを取り出します。

(このタイミングでまたコアラのマーチ？)

そう思う私を気にすることもなく、亀仙人は絵柄を眺めて「応援団コアラだな……」とつぶやいて、ポイッと口の中に放り込みます。私は、コアラのマーチを食べることもストレス対策のひとつに加えておこうと思って、すぐに考え直します。

(そうそう、甘いものはこころの健康によくないんだった)

あぶない、あぶない……。そして今回は私のほうから口にしました。

「ありがとうございました。また来週！」

自分のセリフをとられて固まる亀仙人を残して、私はぺこりと頭を下げてクリニックをあとにしました。

「概日リズム」を整えよう

金曜日の夕方、上司のネチネチタイムにホクロを数える、というコーピングは効果テキメンでした。

呼ばれて上司のデスクに向かうときから、ホクロの数を数えるんだと思うだけで、少し笑いがこみ上げてくる自分がいました。お説教の最中も気はまぎれるし、実際に数えてみると何度も数え直すハメになってなかなか退屈しません。

時差出勤もいい感じです。毎日だと大変ですが、週に1日、満員電車の苦痛から逃れられるのです。会社近くの喫茶店でのモーニングも、癒しタイムに加わりました。

最大の問題だった飛び込み営業も、完全になかったことにすることは難しいのですが、とりあえず癒される写真を眺めながら呼吸法を実践するだけで気持ちが少し静まるのですから不思議なものです。

コーピングを教わってから土曜日までの3日間、パニックになったり、自分を制御できなくなったりすることはありませんでした。

とりわけ何かが劇的に変わったわけではありませんが、なんとなく手応えを感じながら、私は土曜日の午後1時に亀仙人のクリニックを訪れました。


「やぁ、ひなたちゃん、どう?」

いつもの挨拶に私は答えます。

「大きく何かが変わったわけではありませんが、なんと言うか……、なんとも言えない不安な感じが少し落ち着いてきたような気もします」

「いいねぇ。まぁ、まだまだ長く厳しい戦いだからね。毎日ちゃんとコーピングを意識して続けるようにして」

正直なところ、薬を飲むことでドキドキしたり不安になったりする感じが収まるなら、処方してもらったほうがいいと思う瞬間が今でもあります。胸がザワザワとなる不安な感じは、それくらいつらいものです。

でも、マインドフルネスや自律訓練法、呼吸法などのコーピング、つまりセルフメディケーションで改善できるなら、毎日何錠も薬を飲むことになるよりはずっとマシだという思いに支えられていました。

ここで、ふと疑問に思ったことが私の口からこぼれ出ます。

「先生のクリニックみたいな治療をしてくれるところって、日本全国にどれくらいあるんでしょう？」

亀仙人は寂しそうな表情を見せて答えます。

「う〜ん、あるのかないのかどうなんだろう……」

「それじゃ、わからないじゃないですか」

「あると信じたいんだよ。でも全体から見ると、ほんの少数派でしかないと思うんだ」

「ほんの少数派」という言葉に私は驚きます。

「大学病院で診療している先生と話していると、こんな話をよく耳にするんだ」

亀仙人はそう言ってから続けます。

「大学病院で診察するときはある程度ちゃんとするんだけど、バイト先のクリニックに行ったときは、ちゃちゃっと薬を処方しちゃうんだよね。だって経営者から数をこなしてほしいって言われるんだから、しかたないよね」

「……」

驚いている私を見ながら、亀仙人は遠い目をして言います。

「だから、できる限り多くの人に、今自分が受けている治療が本当にベストなのかと考えるきっかけを提供できればと思うんだよ」

その言葉に、私は大きくうなずきます。

「そのために、薬に頼らない治療を目指す全国の医師たちが協働し合えるような環境づくりができれば……。薬に頼らない治療を実現するために必要なのは、〝戦い〟ではなく〝ゆるやかな連携〟だと思うんだよ」

その言葉を聞いて、私はこころの中でつぶやきました。

(がんばれ亀仙人……)

少しだけ間を置いてから、亀仙人はこちらに向き直って力強く言いました。

「でも、間違いないよ。近い将来、薬に頼らない治療が主流になる日が必ずくるから」

「そうあってほしいですよね」

「非薬物療法の波はもうそこまできてるんだ」

そして亀仙人は、2017年に名古屋で行われた日本精神神経学会学術総会における、国立精神・神経医療センター三島和夫先生の『向精神薬による不眠治療にエビデンスはあるのか？——現状と課題——』という発表について教えてくれました。

「まず、日本精神神経学会学術総会は製薬会社主催の学会ではないということを断っておくね。だから、薬以外のセッションもたくさんあって、薬否定もOKなんだけど、三島和夫先生が発表していたのは、うつや双極性障害も含めて気分障害と言われるものは、『概日リズム障害』を放置し続けた結果だという研究だったんだ」

「なんだか、よくわかりませんけど」

「要するに、『概日リズム障害』を放置せずに整えることで、こころの問題の予防や改善につながるんだよ」

「その、『ガイジツリズム障害』というのがよくわからないんですけど」

「わかりやすく言うと、生体時計がおかしくなってしまっている状態」

「体内時計というやつですか」

「そう、外国旅行に行って起こるような時差ボケが日本にいながらにして起こるのが『概日リズム障害』だと思って」

そう言われて、私にもなんとなくイメージできました。

「ひなたちゃんも、あまり眠れなかったり、時間より早く目覚めたりするよね」

私は黙ってうなずきます。

「概日リズムがおかしくなって、そのまま放置された結果、気分障害が引き起こされていたということだ」

「そういうことだったんですか……」

なんとなく納得できます。

「概日リズム障害になって、まず自覚する症状が、入眠障害、夜間中途覚醒、早朝覚醒なんだけど、この段階で受診してきた患者さんに、医師は睡眠薬を投与する。これがそもそもの間違い、日本の精神科医は薬を出しすぎだって、三島和夫先生は真剣に訴えていたんだよ」

「眠れない人に睡眠薬を出すのが間違いと言われても、それの何がいけないのという気もするんですけど」

「いやいや、睡眠薬を投与しても概日リズム障害は改善されないんだ。だから睡眠薬を飲んで寝ても、概日リズム障害を放置したままとなって、気分障害を招いてしまう」

「う〜ん……」

「メラトニンというホルモンが分泌されて人は眠くなるんだけど、このホルモンが概日リズムを調整してくれるんだ。だから睡眠薬で眠っても概日リズムは調整されないし、それに眠り自体も深くならないので、疲労をとってくれる成長ホルモンの分泌も少なくなってしまう」

「つまり、睡眠薬で寝ても、疲れがとれないってことでしょうか？」

「そう、寝足りない感じがするんだよ。睡眠と意識消失とは別物だから、睡眠薬を使うのはごまかしなんだ。眠れないという患者さんの意識を失わせて寝たように見せかけているだけなんだ」

だから亀仙人は睡眠薬を処方しないんだと腑に落ちました。私は尋ねます。

「でも、体内時計がおかしくなって眠れない人には、どんな治療がいいんでしょう？」

「まずは、生活指導。それでダメなら漢方薬やビタミン剤を使うこともあるけどね」

「生活指導!?　学校みたい！」

学生時代以来、ひさしぶりに耳にする言葉に私は驚きます。

「絶対にダメなのは」

「なんでしょう？」

「茶髪にルーズソックス」

「……」

まさかの寒いギャグにフォローの言葉も思い浮かびません。亀仙人はバツが悪そうに続けます。

「睡眠薬でごまかすのではなく、生活習慣を変えて睡眠が持っている本来の意味を取り戻させるんだよ。少なくとも睡眠薬を処方する前に、精神科医は患者さんに1日何杯のコーヒーを飲んでいるのかを尋ねるべきなんだ」

「コーヒーの量ですか？」

「そう、コーヒーを飲みすぎていれば、コーヒーの制限をするといったように、睡眠薬を出す前に生活指導を行って、睡眠を阻害する喫煙やアルコールやカフェインを遠ざけたり、夜更かししないとか、睡眠を阻害するような悪習慣を断ち切らせることが第一」

「自然と眠くなる状態をつくるってことでしょうか」

「そう。早起きすれば、イヤでも早く眠くなるからね。『療養担当規則』と呼ばれる厚生労働省の省令にもあるんだけど、『栄養、安静、運動、職場転換その他療養上の注意を行うことにより、治療の効果を上げることができると認められる場合には、これらに関し指導を行い、みだりに投薬をしてはならない』」

「つまり、生活指導なしに薬を投与するのは間違いってことですか……」

「そうなんだ。三島先生のお話からも、薬のムダな処方が多すぎること、そして非薬物治療の有効性が確認できたんだ。非薬物治療を目指す医師たちが連携することができれば、近い将来、大きな波となって一般化していくと期待してるんだよ」

亀仙人はそう言いながら、机の右上の引き出しからオレンジ色のサングラスを取り出しました。唐突な行動に、私は思わず尋ねてしまいます。

「なんですか、それ？」

「オレンジ色のサングラスだよ」

（それはわかってるんですけど……）

「私物ですか？」

「そう」

（趣味悪ぅ～……）

昭和のスターがかけていたようなサングラスに、私はこころの中で思います。

（この人って、どんなファッションセンスしてるんだろう……）

そんな私におかまいなく、亀仙人は布でキュッキュとレンズの汚れを拭き取ります。

そして自分でかけたかと思うと、白い歯をニカッと見せてポーズをキメました。

（何をやっているんだか……）

「どう？」

「いや……、素敵です……」

（こんなサングラスかけるくらいなら、いっそ眉毛と鼻と口ヒゲのついた宴会用のメガネのほうがマシだわ、マジで……）

そう思っていると、亀仙人は私にそのサングラスを手渡しながら言いました。

「気に入ってもらえてよかったよ」

「え？」

「これ、今日からひなたちゃんが使うんだよ」

「えっ⁉」

「きっとひなたちゃんも似合うと思うよ」

「え〜っ！」

「さっそくかけてみて」

「えぇぇ〜っ‼」

私は開いた口がふさがりませんでした。

オレンジサングラス

オレンジ色の趣味の悪いサングラスを片手に固まってしまった私に、亀仙人は語りかけます。

「人類は300万年以上もの間、この地球上で生活してきて、朝は朝日に含まれるブルーライトを浴びて脳が覚醒して、夜は夕焼けのオレンジライトを浴びて眠くなるという生活を続けてきた」

「なんだか急に壮大な話ですね」

「それが現代人は夜遅くまで、スマホやパソコン、テレビ、蛍光灯のブルーライトを浴び続けているんだ。脳を覚醒させるブルーライトを夜になっても浴び続けていると概日リズムが崩れてくるのは当然のことなんだよ」

「それと、このサングラスとなんの関係が……」

そんな私の言葉をさえぎるように亀仙人は話し続けます。

「睡眠薬を使うより、とにかく朝早く起きて、朝日を浴びて、夜早く寝て、朝までぐっすり眠る生活リズムを取り戻すことができると、こころの問題の予防・改善につながってくる。その必殺アイテムがこれだ」

「これ？　このオレンジ色のサングラスが必殺アイテムですか？」

イマイチ理解できないでいる私に亀仙人は言います。

「オレンジ色の光は、睡眠を誘うメラトニンというホルモンの分泌を25％も高めることが証明されているんだ」

「そんなにですか？」

「ひなたちゃんにも、これまでの生活習慣を改善していってもらうことになるんだけど、何もかもを急に変えるのは難しいよね」

「そうかもしれません」

「夜になったら、家の中でこのサングラスをかけて生活することからはじめてみよう」

さすがに、このオレンジ色のサングラスをかけて外は歩けません。家の中限定と聞いて、私の気持ちは少し軽くなります。

「でも、本当に効果あるんでしょうか？」

そんな私の質問に、亀仙人は自信満々で答えます。

「あるんだよ。オレンジ色のサングラスをいくつか用意して、うちのクリニックに来る不眠を訴える患者さんに、試しに貸し与えてみたんだ」

「どうなったんですか？」

「なんと、みんな2週間で不眠が解消されたんだ」

「ホントですか!?」

「インディア～ン、ウソつかなぁ～い」

（なんですか、それ？）

「本当だよ。だからそれ以来、うちのクリニックでは不眠を訴える患者さんにはオレンジ色のサングラスを購入して、夜かけるように指導しているんだ」

「へぇ～……」

手に持っているオレンジ色のサングラスを眺めながら感心していると、亀仙人は真剣な表情で続けます。

「でも、ひとつ問題があって……」

「なんでしょう?」

「このオレンジ色のサングラス、なかなか売っていないんだ」

「でしょうね……」

オレンジ色のサングラスが手に入らなければ、ブルーライトをカットする(正確には540ナノメートル以下の波長をカットする)メガネでも効果があると亀仙人は教えてくれました。

サングラスを使ってブルーライトをカットしながら、できるだけ夕方以降にブルーライトを浴びる習慣をやめていくこと。そして、早寝早起き。すると、概日リズムが整い、結果、気分障害が起こりにくくなる。私は、ありがたくオレンジ色のサングラスをしばらくお借りすることにしたのです。

そして、次のことをノートにメモしました。

◇何時に寝ても、翌朝は決まった時間に早起きする
◇毎朝、朝日を浴びること
◇夕方以降、パソコン、スマホの使用は避ける
◇夕方から寝るまでオレンジ色のサングラスをかける
◇夜ふかししない

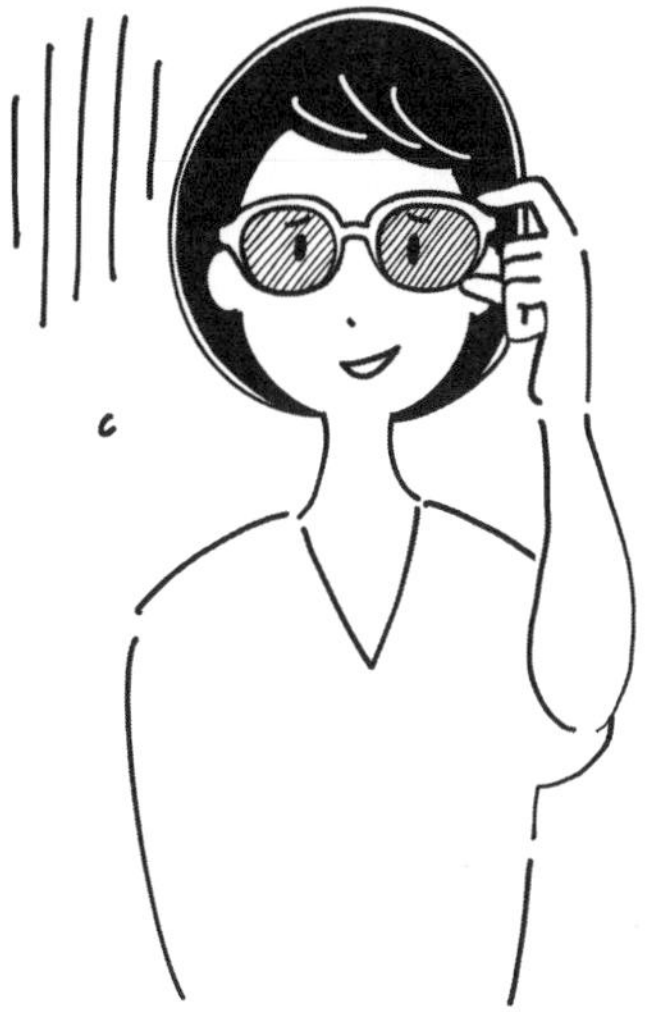

食事指導1 〜発酵食品〜

「さて、ここで問題です」

「ひさしぶりのクイズですね」

「脳の働きに大きな影響を与えている臓器はどこでしょう？　ヒントは漢字1文字」

「耳！」

ドテッ。ズッコケる亀仙人に私は言います。

「すみません。漢字1文字というからつい……」

「じつは正解は、第二の脳とも呼ばれる〝腸〟なんだ」

「腸ですか⁉」

驚く私に、亀仙人は続けます。

「まず、脳と概日リズムとの間には、深い関係があるんだ。数多くの神経伝達物質をつくっている腸は脳の働きに大きく影響を与えるから、概日リズムを整えるためには、腸の環境をよくすることが有効なこともわかっている。腸内細菌が免疫の70％を担っているとも言われてるんだよ」

亀仙人の話に思わずテンションが上がりました。

「それって、超すごいですね」

「ひなたちゃん、それ、あんまり面白くない……」

そう言われてはじめて、私はダジャレっぽいことを口にしていた自分に気づきました。

「失礼しました。脳と腸なんて関係なさそうなのに、つながっているなんて……」

「そう、だから腸はこころともつながっているんだ。腸が健康になれば、こころも健康になる。逆に、こころが病気になると、腸の中の善玉菌が減って悪玉菌が増えることもわかっている。腸内環境を整えるために最もよい食品はなんだと思う？」

「う～ん、……甘いものでしょうか」

「それは、単なるひなたちゃんの好きな食べ物だよね」

「バレましたか……」

「コーピングのときにも言ったように、甘いものや糖質は、精神的な不安定さを引き起こす原因のひとつになるから気をつけてね」

「そうでしたね。気をつけます」

「正解は、発酵食品だ」

「発酵食品ですか」

「微生物が繁殖することで、食べ物の成分が変化するんだけど、腐敗させてしまうのが悪玉菌で、発酵させるのが善玉菌」

「乳酸菌とか納豆菌とかが善玉菌ですね」

「そう、発酵食品を食べると、生きた善玉菌が摂取されるんだ。この善玉菌は腸内の善玉菌の働きを助けるので、腸内環境が改善される。ただ、善玉菌の多くは40度以上の加熱で死んでしまうので、なるべく生で食べることがポイント。でも、納豆菌だけは100度の熱にも耐えるので気にしなくても大丈夫なんだ」

「つまり、納豆は熱々ご飯にかけても大丈夫」

そうつぶやきながらメモする私に、亀仙人は補足します。

「加熱や胃酸で死んでしまっても、善玉菌のエサになったり、悪玉菌と吸着して排出を助けたりするから、善玉菌を食べることはムダではないからね」

「そうなんですね」

「善玉菌のエサになるのは食物繊維や発酵食品。悪玉菌のエサになるのは糖質やファーストフードのような加工食品だと覚えておくといいよ」

「わかりました」

「ただ、菌が腸内で活動できるのは3～4日間だけだから、何が大切かわかるよね」

「できるだけ毎日食べることですね」

「その通り！」

そう言いながら、亀仙人は親指を上に向けてニカッと白い歯を見せます。

「だから一度にたくさん食べるのではなく、毎日少しずつがポイントなんだ。それと、できるだけいろいろな善玉菌を摂取したほうがいいから、複数の発酵食品を組み合わせることができればさらに効果は高くなる」

「キムチ納豆とか？」

「最高だねぇ。案外、発酵食品だと気づいていないものもあるから、一度しっかり整理しておくといいよ」

そう言いながら、亀仙人は今日もホワイトボードの留め金をはずして、縦にクルッと回転させます。すると、現れたのは「発酵食品のリスト」です。

「おぉ……」

思わず私の口から感嘆の声がこぼれます。

・キムチ　・塩辛　・納豆　・ぬか漬け　・奈良漬け　・べったら漬け
・漬け物　・酒粕　・ピクルス　・メンマ　・かつお節　・パン
・ヨーグルト　・チーズ　・サラミ　・ナタデココ　・烏龍茶
・紅茶　・甘酒　・醤油　・みりん　・味噌　・酢麹　・豆板醤
・コチュジャン

「味噌やヨーグルト、漬け物とかは知ってましたけど、メンマもですか」

「メンマはタケノコを乳酸菌で発酵させてるんだ」

「へぇ～、醤油やナタデココ、烏龍茶や紅茶なんてのも意外ですね」

感心する私に亀仙人は答えます。

「醤油は大豆を麹菌《こうじ》・酵母菌《こうぼ》で発酵させているし、ナタデココはココナッツジュースを発酵させたものなんだよ」

「勉強になります」

「ついでに烏龍茶や紅茶は、茶葉に含まれる酵素によって酸化発酵されたものだ」

「へぇ……」

「まだまだいろいろあるから、自分で調べてみるといいよ」

「そうしてみます」

「ちなみに、勘違いしている人が多いけど、梅干しは発酵食品じゃないからね」

「漬けているし、酸っぱいし、発酵食品だと思っていました」

そう反応する私に、亀仙人は答えます。

「梅干しは梅を干して水分を抜くことで、梅自体の酸味を凝縮させて、塩だけで漬けるから発酵させてはいないんだ。でも梅干しはクエン酸を含んでいて、疲労回復にはいいんだよ」

「そうなんですね」

「ただ、発酵食品も食べすぎは、高血圧や腎機能の低下を招くので逆効果だからね。塩分の多いものは重ねてとらないように要注意。調味料なんかは多くならないようにしっかりと計量してから使うようにして」

まるでお料理教室の先生のような亀仙人に少し笑ってしまいました。私は、次のことをノートにメモしました。

◇腸は第二の脳
◇腸が整えば脳が整う。脳が整えばこころが整う
◇発酵食品を毎日食べる
◇できるだけ生で食べる
◇2種類以上を組み合わせて食べる
◇食べすぎには注意する

食事指導2 ～オメガ3脂肪酸～

「発酵食品のリスト」をひと通り、私がノートにメモしている間、亀仙人はデスクに戻ってコアラのマーチの絵柄を眺めては、ほお張っています。私がメモするのを終わるタイミングを見計らって、デスクから立ち上がりながら亀仙人は言いました。

「発酵食品の他にも、概日リズムを整えるのに役立つ食品があるんだ」

そう聞いて、私はペンを握りしめます。

亀仙人はホワイトボードの前に立ち、「発酵食品のリスト」をササッと消すと、今度は赤いマーカーで大きく「オメガ3脂肪酸」と書きます。私がメモし終えると、亀仙人の解説がスタートしました。

「簡単に説明すると、オメガ3脂肪酸というのは、不飽和脂肪酸の分類のひとつで、脂肪酸のメチル末端から3番目の結合に、炭素＝炭素の二重結合を持つものなんだ」

「どこが簡単な説明ですか？」

「これじゃ、わからないよね」

「わかりませんよ」

「じゃ、難しいことは考えず、身体によい脂肪だと思えばいいよ」

「身体によい脂肪……」

「オメガ3脂肪酸には3種類あるんだ。それが、植物由来のALA、それに、動物由来のDHA、EPA」

「DHAとEPAって、聞いたことあります」

「ALAも、α-リノレイン酸と言い換えれば聞いたことあるんじゃない」

「あるような、ないような」

「ALAは体内でつくれないから、食品から摂取する必要があるんだ。それに、一部がDHAやEPAに変換されるので、積極的に摂取する必要がある」

亀仙人の説明をメモしながら、私は口にします。

「α-リノレイン酸は、ナッツとか食べればいいって聞いたことがあります」

「残念だけど、ナッツではなく、くるみでないとダメなんだ」

「くるみですか？」

「くるみ以外には、ＡＬＡは含まれていないと思ったほうがいい」

「えぇ～」

「ピスタチオもアーモンドもナッツも、ＡＬＡの含有量は0だけど、くるみは28グラム（ひとつかみ）の中にＡＬＡが２・５グラムも含まれていて、それだけで１日の摂取目標（※10）を軽くクリアできるんだ」

※10　厚生労働省の日本人の食事摂取基準（2015年版）によると、オメガ3脂肪酸の1日の摂取目標は、成人女性は1・6～2・0グラム、成人男性は2・0～2・4グラムとされている。

「くるみってすごいですね。でも毎日くるみをかじるのも大変ですよね」

そうつぶやく私に、亀仙人が同調します。

「たしかに、リスじゃないからねぇ」

「くるみ以外の食品からは、α‐リノレイン酸は摂れないんですか？」

私がそう尋ねると、亀仙人の口から予想外の食品名が飛び出します。

「チアシードだ」

「チアシードですか？　海外のセレブに人気のスーパーフードじゃないですか」

「ひなたちゃん、チアシード知ってるんだ」

「女性なら、誰でも知っていますよ。ダイエットにもいいから、私も食べようかと思ったことがあったんですけど、ちょっと高いから悩んでいたんですよ」

「ひなたちゃん、悪いことは言わないから、明日からチアシード食べて。1日大さじ1杯で、2グラムのALAを摂取できるんだ」

「すごいじゃないですか！　さすがセレブ御用達のスーパーフード」

「他にも、小さじ1杯のアマニ油に2・3グラム、エゴマ油に2・5グラム含まれている」

「アマニ油にエゴマ油ですね」

「野菜ジュースに入れたり、納豆にかけたり、1日スプーン1杯でいいから食事に取り入れるだけで、こころと身体の調子は整っていくことになるからね。ただ、エゴマ油は酸化が早いから携帯用の使い切りタイプがおすすめだからね」

「わかりました。今日からやってみます」


亀仙人の食事指導は続きます。

「DHA、EPAも忘れちゃダメだよ」

「これは知ってますよ。青魚ですね」

「そう、青魚に含まれるDHA、EPAが概日リズムを整えるから、今日からは積極的に青魚を食べる必要があると思って」

「わかりました」

「青魚は、ニシン、サバ、ハマチ、サンマ、イワシ、アジ、マグロもOK」


【100グラムあたりのオメガ3脂肪酸の含有量】
・ニシン1・6グラム　・サバ1・2グラム　・ツナ缶0・5グラム

私は、亀仙人の話すスピードになんとかついていこうと必死でペンを走らせます。

「ウナギとサケも青魚に含まれるけど、オメガ3脂肪酸の含有は少ないからあまりおすすめではない。ちなみに、マグロだったら中トロ以上がおすすめだからね」

「アブラが多いほうがいいですもんね」

そう相づちを打つ私に、亀仙人は「カニやムール貝、牡蠣《かき》にも多く含まれているからね」とつけ足します。

「でも毎食、青魚って難しいですよね」

「目安は、ひと月に15食以上」

「ひと月は30日だから、2日に一度は青魚ってことですね」

そう言ってから、私は考えました。

(朝はいつもさっと済ますので、2日に一度、お昼ご飯か夜ご飯に青魚を食べるって、これはなかなかハードルが高い……)

そんな私の考えを見透かすかのように亀仙人は言います。

「厳密に考えなくていいからね。15食というのはあくまで目安だから。まずは肉→魚→肉→魚というように、できるだけ交互に食べるように心がければいいよ」

その言葉に、私は素直にうなずきます。

「それから、偏った食事は厳禁だからね。青魚がいいからって、青魚ばっかり食べるのも問題。ひなたちゃんはオットセイじゃないからね」

「わかってますよ」

「いろんなものを食べること。そうだね、目標は1日20品目」

その言葉に、私は思わず反応します。

「1日30品目って聞いたことがあるんですけど」

「そういう指導をしているところも多いけど、クリニックに来る人はがんばりすぎてしまう人が多いからね。疲れて続かなくならないように少なめに設定しているんだ」

（とはいえ、それでもなかなかハードルが高そう……）


「逆に、注意したほうがいい脂肪はトランス脂肪酸」

「なんとなく、聞いたことがあるような」

「トランス脂肪酸は、食品から摂る必要のない油なんだ。健康に悪影響があると言われていて、マーガリン、ショートニング、ファットスプレッドに含まれている」

「マーガリンよりバターということですね」

そう口にしながらも、バターのほうが高くつくんだけど……と思ってしまいました。

「日本では表示義務がないからわかりにくいんだけど、パンやケーキ、スナック菓子やカップ麺なんかにも入っていることが多いから気をつけて」

（さらば、スナック菓子……）

そう思いながら、私はこころの中でスナック菓子にお別れを告げました。

「他にも腸内環境をよくするために、食物繊維も不可欠だから、玄米、胚芽米《はいが》、とうもろこし、大豆、あずき、サツマイモ、里芋、こんにゃく、ごぼう、ふき、セロリ、アスパラガス、しいたけ、しめじ、えのき、わかめ、寒天、ところ天、バナナ、瓜類《うり》、こちらもしっかり摂ること」

亀仙人の説明は、どんどん勢いづいていきます。

「それからガツガツ食べちゃダメだよ」

「一応、女子ですから。ガツガツは食べてません」

「カレーとか飲んでない？」

「飲んでませんよ」

「噛むことが大切だからね、ひと口30回以上を目安に」

そう言われて、あらためて考えてみると、ここのところ仕事が忙しくて、お昼はちゃんと噛まずにかき込むように食べていました。

「噛むことで消化の助けになるし、リズム運動になってメラトニンの材料となるセロトニンの産生が安定するからね」

昼にかぎらず家に帰ってからも、多くの品目をしっかり噛みながら食事するなんてことは、最近なかったように思えます。

「それにミトコンドリアが活発になって、体温の調整機能が安定するから睡眠の質も安定するんだ」

ジャンキーな食事も多かったせいか、便通だってここのところ、よくなかった。野菜だって、絶対に足りていない。そんなこんなが腸内環境を悪くして、私の概日リズムを狂わせてることで、メンタル不調を招く遠因となったのかもと思えました。

「食生活もちゃんとしなくちゃダメですね……」

私がそう小さな声でつぶやくと、亀仙人は言います。

「食生活の改善は、薬に頼らない治療の大切なピースのひとつだからね」

「そうなんですね」

「ストレスやプレッシャーによって、少しずつ少しずつ、ひなたちゃんのいろんな歯車がズレてしまって、こころに悪い影響が出てしまっていたんだよ」

私はうなずきながら、なんだか涙がこぼれそうです。

「少しずつおかしくなった歯車だから、少しずつ戻していかないといけないからね。あせらず、たゆまず、おこたらず、その場限りの薬に頼らずがんばろう」

そう言って、亀仙人はデスクに戻って、コアラのマーチの箱に指を突っ込みます。

「ひとつあげるから食べて」

そう言いながら、まるでクジを引くかのようにガサゴソします。そして取り出したコアラのマーチの絵柄を眺めたまま、亀仙人は固まっています。

「どうしたんですか?」

不思議に思って尋ねると、亀仙人は黙って私に手渡します。その絵柄を見て、私も驚きました。ウチワを片手に七輪でさんまを焼いているコアラが描かれていたのです。

「さんまコアラだよ……」

私は、このクリニックには神様がいる。そう思いました。

そして、次のことをノートにメモしました。

◇ALA（α-リノレイン酸）を摂取する
・くるみ・チアシード・アマニ油・エゴマ油（食べすぎに注意）
◇DHA、EPAを摂取する
・ニシン・サバ・ハマチ・サンマ・イワシ・アジ・マグロ
・カニ・ムール貝・牡蠣
◇食物繊維を摂取する
・玄米・胚芽米・とうもろこし・大豆・あずき・サツマイモ・里芋
・こんにゃく・ごぼう・ふき・セロリ・アスパラガス・しいたけ
・しめじ・えのき・わかめ・寒天・ところ天・バナナ・瓜類
◇1日20品目以上食べる
◇ひと口30回以上噛む

運動指導

「睡眠、食事に加えて、もうひとつ大切なものがあるんだけどわかるかな？」

亀仙人の質問に、思わず黙って考え込みます。

「寝ること、食べること……、う〜ん……、動くことでしょうか」

「ピンポーン！　正解だよ」

（よしっ！）

見事に正解して右手を握りしめる私に、亀仙人は言います。

「睡眠と食事に加えて、運動が、こころと身体の健康を取り戻すための三本柱」

「三本柱ですか？」

「そう、たとえて言うなら、かつての阪神の抑えの三本柱・ＪＦＫみたいなもんだ」

「野球、知らないので、たとえがよくわかりません……」

「えっ、あの強かった阪神の勝利の方程式を知らないの？」

亀仙人はドテっと、ひさしぶりに吉本新喜劇ばりにズッコケます。

「まあ、阪神の三本柱は、ここでは重要ではないからいいんだけどね……」

ひと通りぶつくさと言ってから、亀仙人は気を取り直して質問を続けます。

「要するに、身体を動かすことはこころの健康に大切なんだけど、運動してる？」

そう言われて私は、ここのところ運動らしい運動をしていない自分に気づきました。

学生時代はテニス部のキャプテンとして、バリバリがんばっていました。就職してすぐのころは、休日に同期のみんなを誘って山登りをしたこともあります。でも、2～3年経ってからは毎日の仕事にへとへとで、休みの日も〝寝だめ〟と称して布団の中で1日じっとしていたような記憶しかありません。（※11）

※11 このころの私が陥っていたのは、「寝だめ（昼間寝る）↓夜眠れない↓リズムが乱れる↓休日明けがキツい↓週末まで無理をする↓寝だめ」という最悪ループだと亀仙人は言います。軽躁状態でごまかし

ていても、疲労はどんどんと蓄積して、身体はいつか必ず強制停止を余儀なくされるのです。

休日のすごし方として、亀仙人のクリニックでは「アクティブレスト」を推奨しています。少々疲れていてもできるような、掃除やウォーキング、ストレッチ、ヨガ、サウナといった〝積極的〟な〝疲労回復〟を休日のルーティンとして構築するのです。慣れてくると「休みの日はサウナに行かないと気持ち悪いなぁ」といった気分になり、余計なイベントを入れなくなり、セルフメンテナンス重視の生活になり再発予防が図れることになります。

「肥満は、抑うつ症状とも深い関係があるんだよ」

亀仙人はそう言ってから解説します。

「内臓脂肪からは炎症を引き起こす物質が分泌されていて、この炎症が抑うつ症状の一因になることがわかってきているんだ」

「本当ですか？」

思わず私の口から声がもれます。

（こころが疲れる→動きたくない→太る→さらにこころに負担がかかる）

そんな図式が、私の頭の中でグルグルと回ります。

（そう言えば、最近ちょっと太り気味かも……）

そんな私の様子を見ながら、亀仙人は少し強い口調で言いました。

「メンタル不調の人のほとんどは、メタボかやせすぎで、マッチョな人はまずいないんだよ。人間も動物だから、動くことで脳も働くようになるんだ。だから明日からと言わず、今日から、運動するように」

私は黙ってうなずきます。そして、少しの間を置いて決意しました。

「わかりました。明日から毎日10キロ、ジョギングします」

亀仙人は笑いながら答えます。

「いやいや、がんばりすぎちゃダメだよ。まずは、歩くだけでいいんだよ」

「ウォーキングですか？」

「うつ気分の改善にはウォーキングが一番なんだ。むしゃくしゃするなぁとか、イライラするなぁと感じたら、とにかく歩いて」

歩くくらいなら、そこまで気合いを入れなくてもなんとかなりそうです。

「ただ、心肺機能と脳機能は相関していると言われているから、ゆっくり歩くのではなく、息が少しあがる程度の負荷をかけることが重要なんだ。話ができるくらいの早歩きが目安で、目標は4000歩。早歩きで30分くらいってとこだね。できれば通勤途中とかではなく、黙々と歩けるような環境でスマホの万歩計アプリで毎日チェックするんだ。きつい運動じゃなく、ハァハァ言わない程度の運動がベストだからね」

（でも、運動することでメンタル不調が改善されるって本当かなぁ……）

そう考える私に亀仙人は教えてくれました。

「運動がうつ状態を改善するという報告は数えきれないくらいあるんだ。でも、逆に運動がうつ状態を悪化させたという報告はゼロなんだよ」

「運動して気分が下がることはないってことですか……」

「ただ、がんばりすぎはよくないから、適度な運動を守るという前提になるけど、驚くことに運動療法の効果は、抗うつ薬とほぼ同等という研究報告（※12）もあるんだ」

※12　ベルリン大学スポーツ科学センターの研究チームが、運動が不安障害とうつ病に与える影響に関する4万人分のデータを照合しました。その結果から、ベルリン大学のミルコ・ウェグナー教授とハンブルク大学医学部の研究者が共同で、運動や身体を動かすことは抑うつ症状の軽減に効果的であり、抗うつ薬と似た作用があると結論づけ、科学雑誌『CNS & Neurological Disorders-Drug Targets』に発表しています。

運動と抗うつ薬の効果が同じと聞いて私は驚きます。

「運動がそこまで有効なんですか……」

「そうなんだよ。だってそれもそのはず、運動することであるものが出ることが、最近の研究でわかっているんだよ」

「あるものですか？」

「そう」

「汗でしょうか」

ドテッ。亀仙人はズッコケます。

「天然だね……。運動して汗が出るなんて、研究を待たなくてもわかるでしょ」

たしかにそうです。

「運動によって出るものは、セロトニン」

（セロトニン……、なんか聞いたことがある）

「セロトニンって、メラトニンの材料になるという、あの物質ですよね」

「そうそう、よく覚えてるね。それじゃ、これは覚えてるかな？　ストレスを感じたときに分泌されるストレスホルモンに、脳がずっと浸っているような状態によって、脳の神経細胞に変調を来してメンタル不調がはじまる」

「それも覚えてます」

「じつは、セロトニンはそうして損傷した脳の神経細胞の新陳代謝を促すんだよ」

亀仙人の言葉に、目の前が明るく開けたような気持ちになりました。ストレスホルモンが神経細胞を損傷させているなら、それって神経細胞が元に戻ることはないのではと思っていたからです。私は、思わず笑顔になって言いました。

「セロトニンを分泌させることで、メンタル不調は改善されるってことですよね！」

「そう。歩くと脳の血流がよくなり、セロトニンも増える。睡眠の質が改善されて疲れがとれるんだ。運動習慣のある人は、寝つきがいいし、成長ホルモンの分泌が促されるため、深い睡眠が多い。それに睡眠時間が長くなって、中途覚醒が少なくなるから、とにかく習慣的な運動は大事なことなんだ」

「私、歩きます！」

鼻からフンっと息を吐き出して、そう宣言する私に亀仙人は優しく言います。

「力を入れすぎちゃダメだよ。毎日30分でいいからね」

その言葉をブレーキに、私の鼻息は収まります。

「日にあたると体内でビタミンDが生成されて、ビタミンDは気分をよくするとも言われているから、日光浴を兼ねてウォーキングするのがいいかもね」

亀仙人の追加情報を聞いて、私は宣言し直しました。

「私、毎朝、最寄り駅ではなく、隣駅まで歩きます！」

そして、今度は二度、鼻からフンっフンっと息を吐き出しました。

「だから、力を抜いて。がんばりすぎて初日にひざを痛めてしまった人もいるんだからね」

亀仙人は笑いながらそう言ってから、真面目な顔に戻ります。

「ウォーキングは明日の朝からがんばってもらうとして、今日の夜からはじめてもらいたいこともあるんだ。まず、お風呂はシャワーで済ませずに湯船にちゃんと浸かること。湯船にゆっくり浸かると血液循環が促されるんだ」

「へぇ……」

「それから、寝る前にストレッチ。ストレッチするだけで、眠りやすくなるんだ」

「部活のときにやった二人一組のストレッチしか知らないんですけど」

「部活みたいに、汗かくほど必死でやる必要はないんだよ」

そう言いながら、亀仙人は睡眠前の10分間ストレッチの方法を教えてくれました。

1　首に意識を向けて、左右に倒す（1分×2）
2　肩に意識を向けて前後の肩回し（1分×2）
3　上半身に意識を向けて、手を組んで挙上（1分×2）
4　背中に意識を向けて、前屈（1分×2）
5　体幹に意識を向けて、左右に体幹ねじり（1分×2）

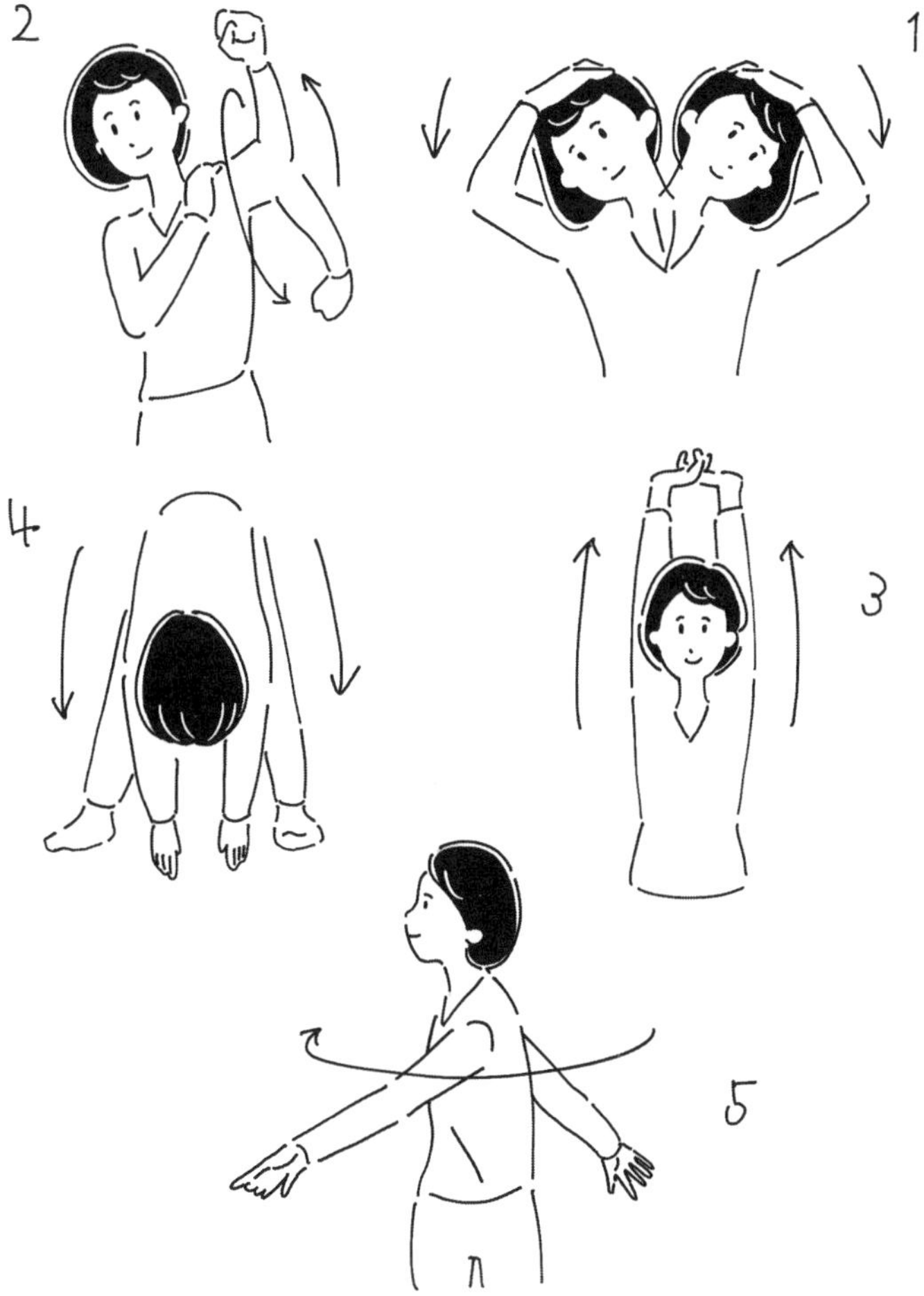
2
1
4
3
5

「眠れないからといって、アルコールや睡眠薬に頼る前に、自分でできることがたくさんあることを忘れないで。おっと、もうこんな時間だ。じゃ、今日はここまでにしよう。ありがとうございました。……また来週！」

「ありがとうございました」

私は次のことをノートにメモしました。

◇朝日を浴びる
◇30分のウォーキングを日課にする
◇息があがる程度の運動を意識
◇シャワーで済ませず湯船に入る
◇寝る前にストレッチする

漢方薬を処方してもらう

睡眠、食事、運動という生活習慣を指導してもらってから、次に亀仙人のクリニックを訪れるまで3週間の間がありました。

月末にさしかかったことで平日は忙しくて通院できなかったこと、土曜日は2週間連続で母が来ていたことがその理由です。

「ひなた、この前電話したとき、声の感じからして、なんとなく調子がよくなさそうだったから……」

母は私の顔を見るなりそう言いました。親に心配をかけているつもりはまったくなかったのですが、ちょっとしたことから私の変調に気づいたんだろうと思いました。

安心させようと思って、私は言いました。

「今週はノルマを達成して、上司に褒められたんだ」

母は答えます。

「すごいじゃない！　昔からやればできる子だよね」

「いやいや、たまたまだから。運がよかっただけで、全然どうってことないよ」

そう謙遜すると、母は私をジッと見つめました。そして言いました。

「……仕事、ホントにがんばってるんだね」

私の中には、母に気をつかわせてしまって申し訳ない、という気持ちが湧いてきて、本当に心苦しく思いました。

そして、何をするわけでもなく、2週間続けて土曜日の夕方に来て、日曜日の夕方に帰るのです。何を話すわけでもなく、ただ1泊2日を一緒にすごしてくれました。

（私なんかのために、お母さんも忙しいのに申し訳ない……）

そんな気持ちでいっぱいでした。

クリニックを訪れることができなかった3週間の間も、とくに何かが大きく変わることはありませんでした。

「少しずつおかしくなった歯車だから、少しずつ戻していかないといけないからね」

亀仙人のそんな言葉が何度もよみがえりました。

朝は30分早く起きて、隣駅まで歩くようにしました。3週間で少しだけ身体が締まった気がします。毎日、納豆にキムチを乗せて食べることが習慣になりました。

マインドフルネスや自律訓練法も続けながら、ストレッチも継続しています。オレンジサングラスのおかげか、寝つきはよくなったように思います。

でも、飛び込み営業は相変わらずつらいです。ただ、以前よりおだやかな気分のときが増えた気もします。しゃがみ込んでしまうような不調は現れませんでしたが、朝起きた瞬間、身体がズッシリ重いことや、仕事中にすべて投げ出して家に帰りたくなるようなことはありました。

そんな状況のなか、もし薬でこの症状がよくなるなら、少しだけ処方してもらうのも悪くないんじゃないかと、また思いはじめていました。

「ひさしぶり！　ひなたちゃん、どう？」

3週間ぶりに聞く亀仙人のセリフに、私は少し涙ぐんでしまいます。そして、いきなり亀仙人に言いました。

「まだ、ときどき急に胸が締めつけられるような気持ちになったり、わぁ～と叫びそうになるときがあるんです」

「少しずつだからね。薬に頼らない治療は苦しくてつらいものなんだ。あせらずに一歩一歩進んでいこう」

「そんなときに気持ちが楽になるなら、薬もいいんじゃないかと思うんですけど」

するとと少しの間を置いて、亀仙人は静かに答えます。

「ひなたちゃんが思うような薬を飲むと、眠くなる成分が入っているから危険作業に従事できなくなるよ」

「危険な作業には従事していませんから大丈夫です」

「車やバイクの運転とか」

「車の運転も危険作業に入るんですか？」

「そう、道路交通法で禁止されてるからね。まぁ、厳密に言えば自転車もダメだ」

「え～……、営業で車に乗るので、運転禁止は困ります」

「医者には、処方する薬によって『危険作業従事禁止告知義務』というのがあるんだけど、それさえせずに薬を処方する心療内科や精神科が多いんだよ。告知すると、他の治療法はないのかと質問されて15分では足りなくなるから……」

亀仙人は、ブツブツと呪文のようにボヤき続けます。その姿を見て、私はハッと気づきました。

亀仙人のクリニックに通いはじめて、せっかく薬に頼らない治療があることを知ったのです。それに、薬を少し飲むと、もう飲まずにいられなくなってしまいそうな気もします。何より、車を運転できないのでは仕事に支障が出てしまいます。思い直して亀仙人に伝えます。

「やっぱり、薬はいいです。もう少しがんばってみます」

そんな私に亀仙人は言いました。

「じつは、ひなたちゃんには、そろそろ漢方薬を処方しようと思っていたところなんだ」

「漢方薬ですか？」

「薬に頼らないと言っても、必要とあらば頼れる薬はもちろん使うし（※13）、とくに漢方薬は積極的に処方するんだ」

※13　双極性障害に抗うつ薬は無効であるが、気分安定効果のある一部の非定型抗精神病薬や抗てんかん薬使用は適応として認められている。

その言葉に、私は思わず尋ねます。

「え？　漢方薬は薬じゃないんですか？」

「薬だけど、ひなたちゃんが思ってるような西洋薬と漢方薬はまったく別物なんだよ」

そう言ってから、亀仙人は漢方薬と西洋薬のちがい（※14）について教えてくれました。

※14　たとえばショウガを食べると身体が温まるように、生薬（植物・木・動物・鉱物といった自然の中にあるもの）に本来備わっている効能を1つひとつたしかめながら組み合わせてできてきたものが漢方薬で、一方、化学的に合成してつくられた成分からできているものが西洋薬。

冷たければ温め、熱ければ冷ます。足らずを補って、すぎたるを取り除く。そのことを通じて身体が本来持っているバランスを取り戻していくのが漢方薬で、一方、特定の臓器に働きかけて症状を改善するのが西洋薬。

亀仙人によると、原因が特定できて原因別の治療が可能な場合や、手術が必要な場合、緊急を要する疾患には西洋薬が有効な一方で、検査してもなんの異常もないのに症状が残るような病気や、原因不明の慢性症状、体質が絡んだ病気（いわゆる「未病」と呼ばれる状態）には漢方薬が向いているんだそうです。

「抗不安薬や睡眠薬は使わないのだけれど、薬を使わないと言っても、いつかなるときも、まったく使わないということじゃないんだ」

亀仙人は続けます。

「たとえば、すでに薬を何種類も飲みながらうちのクリニックに来た人は、いきなり全部やめると禁断症状が出ることもあるから、まず、漢方薬と必要な薬だけを残して処方の整理をするんだ。次に漢方薬だけにして、最後に漢方薬も必要ない状態を目指す。これがゴール」

「なるほど」

「漢方薬は毎日服用して体質を改善していく薬だから、急に何かがよくならないような場合でも、飲み続けることで自分の力で健康を取り戻していくサポートになる」

「でも、運転とか危険作業は大丈夫なんですか？」

そう尋ねる私に、亀仙人は答えます。

「漢方薬の三大メリットは、眠くならない、副作用が少ない、依存性がない。漢方薬には、法的な危険作業従事制限もないんだ」

「つまり、運転できるし、いつでもやめられるってことですね」

「そう。最終的に頼りになるのは薬ではなく〝自分〟だからね。薬に頼らず、漢方薬の助けを借りるんだ」

そう言ってから、亀仙人は「じゃ、漢方薬を処方することにするからね」と投げかけます。小さくうなずく私を確認してから、亀仙人は私の舌を観察します。そして、脈をとりながら言いました。

「処方のためには問診はもちろん、顔色や体格などを観察する望診《ぼうしん》、舌を観察する舌《ぜっ》診《しん》、声の大きさや嗅覚を用いた聞診《ぶんしん》、脈を診る脈診《みゃくしん》、それに腹部の圧痛や抵抗の有無を診る腹診《ふくしん》があるんだ。脈と舌は診たから、次はお腹。ひなたちゃんお腹出して」

「お、お腹ですか⁉」

まさかの展開に思わず大声が出てしまいます。冗談かと思っている私に、亀仙人は真顔で続けます。

「こころと身体はつながっているから、身体の状態を確認することも必要なんだ。女性の看護師に立ち会ってもらうから安心して」

亀仙人はそう言ってから、内線で女性の看護師を呼び出します。登場した女性の看護師は、テキパキと部屋の隅にあった白いキューブ型のイスを引っ張り出して、カバーをはずします。そして、カバーの中から出てきたフレームをポキポキと曲げて開くと、あっという間に診察台の完成です。

女性の看護師はあっけにとられている私に言いました。

「こちらを頭にして、ひざを立てずにまっすぐに伸ばしたままで大丈夫ですよ」

思ったより柔らかいベッドに仰向けになってお腹を出すと、亀仙人はアルコール綿で手を拭いて、おへその上あたりに手をあてます。そして「臍上悸（サイジョウキ）ありだな」とつぶやいて、お腹をグーッと押します。私は突然のことに思わず「うっ」と声が出ます。

左右の肋骨の下あたりを押されて顔をしかめる私の表情を確認してから、亀仙人はみぞおちの少し下あたりに力を加えます。

「苦しいです……」

思わず私の口から声がもれました。亀仙人は「う〜ん……心下痞鞕（シンカヒコウ）、胸脇苦満（キョウキョウクマン）あり」とつぶやきます。それが合図だったかのように触診は終了です。また、女性の看護師はテキパキと簡易ベッドをイスの形に戻してから退室します。

この診察で何がわかったんだろうと思いながら見ていると、亀仙人はアルコールで手を拭いてから、ホワイトボードに漢字を羅列しました。

「柴胡加竜骨牡蛎湯」「抑肝散」

なんとも見たことのないような漢字の羅列を指差しながら、亀仙人は言いました。

「これ、ひなたちゃん、読んでみて」

「読めませんよ」

冷たく答える私に、亀仙人は笑いながら応じます。

「これ、サイコカリュウコツボレイトウ、ヨクカンサンと読むんだけど、この2つがこれからひなたちゃんに飲んでもらう漢方薬の名前なんだ」

（サイコカリュウ……、やっぱ、読めない……）

「漢方薬の処方には130種類ほどあるんだ」

「そんなに?!」

私の口から思わず声が出ます。

「だけど、2回目の診察までに、その中から10種類程度に絞り込むんだ」

「そんなに一気に絞れるんですか!?」

そう驚いた私ですが、初診で4時間話したこと、山ほどの問診票を書いたことを思い出しました。

「たくさん問診票を書いたのにも意味があったんですね」

「これまでの病歴とか、頭痛や腹痛といった症状に、月経のことまで、なんでこころの問題なのに身体のことに答えないといけないんだろうと思っただろうけど、こころと身体はつながっていて、身体の症状は自覚しやすいからね」

問診表を書きながら疑問に思っていたことが、私の中でなるほどと腑に落ちました。

「さっきの腹診が決め手だよ。ひなたちゃんの場合、おへその周りに拍動を感じたんだ。みぞおちを押さえると苦しいと言うのを聞いて、この処方に決めたんだ」

そう言う亀仙人を、少し尊敬の眼差しで見る私です。

「漢方というのは人や状態によるから、同じ症状でもちがう処方になったり、ちがう症状でも同じ処方になったりするんだ。今日から処方するのは、ひなたちゃんにぴったりのサイコカリュウコツボレイトウとヨクカンサンの配合にしている〝ひなたブレンド〟だからね。この処方でひなたちゃんのこころと身体のバランスが整って、胸のザワザワや不安やイライラが少しずつ収まってくるから安心して」

（漢方薬の助けを借りながら、薬に頼らずに治療していくということか……）

「サイコカリュウコツボレイトウは煎じ薬だから、お湯に溶いて飲むといいよ」

そんな亀仙人の言葉にうなずきながら、私は思いました。

（効き目はゆっくりでも、副作用が少なくて依存性がない漢方ってすごい）

そんな私に向かって、亀仙人はファイティングポーズをとりながら「ワチャア！」と声をかけます。キョトンとする私に、さらに何度も言います。

「ワチャア！　ワチャア！　ワチャア！」

「……がんばって病気と闘えってことでしょうか？」

そう恐る恐る尋ねる私に、亀仙人は少し恥ずかしそうに声を落として言います。

「いや……、今のはカンフー」

「……？」

「カンポーと、カンフー」

「……………」

「ワチャア！」

「……」

こうして私は毎日〝ひなたブレンド〟の漢方薬を飲みながら、マインドフルネスや自律訓練法、呼吸法などのコーピング、睡眠、食事、運動療法を続けることになったのです。

「自分のトリセツ」をつくる

漢方を処方してもらってから、私は多いときは週に3回、少なくても1回はクリニックに顔を出すように心がけました。漢方薬を飲みながら、食生活と運動を意識して、ストレス対処の日々です。

漢方薬を処方してもらって1週間ほど経過した日、亀仙人に尋ねられました。

「ひなたちゃん、どう？　漢方効いてる？」

「いや、そう聞かれてもまだ1週間ですし、なんとも……」

そう答えた私に亀仙人は言います。

「胸のつかえや、息苦しさ、脇腹の不快感みたいなの、なくなってない？」

そう言われてはじめて、ハッと気づきます。

「そう言えば、呼吸が楽になってるかもしれません」

霧が一瞬サッと晴れるような気持ちになりました。私の表情を見て、亀仙人は満足そうにつけ加えます。

「漢方薬には何年も飲み続けてやっと効果が出るものもあれば、飲んですぐに効きはじめるものもあるからね。ひなたブレンドは効果が現れるのは早いほうだと思うから、少しずつ効きはじめているんだよ」

その言葉を聞いて、私は階段をひとつのぼったような気持ちになりました。

その後もクリニックでは、とくに何をするわけでもなく、亀仙人の「やぁ、ひなたちゃん、どう?」というふうにいつもの質問に答えながら、自分が続けていることを確認するような日々が続きます。

亀仙人のクリニックに通いはじめて3か月が経過したある日、午前中の飛び込み営業の仕事を終えて、一度会社に戻った私は、お客さんから印鑑をもらい忘れているミスに気づきました。大あわてでもう一往復して、なんとか事なきを得たのでした。

「今日は朝から大騒ぎで、お昼休み返上だったんです。おかげで、午後からはずっと気分が沈んでるんですよ」

そう話す私に、亀仙人はこの3か月の間、何度となく口にしていた〝トリセツ〟というセリフをまた口にします。

「ひなたちゃん、これまでに少しずつつくってきた自分の〝トリセツ〟を、そろそろ完成させないとね」

その言葉に私は反応します。

「自分の取扱説明書ってことですよね？」

「そう、それは誰かのためではなく、自分で使うための自分のトリセツなんだよ」

（自分で使う、自分のトリセツ……）

「どんなときに、どのように気分が滅入るのか、自分を客観的に眺めるクセをつけていると、どういうときに調子が悪くなるのかがわかってくるんだ」

亀仙人は続けます。

「こう調子が悪くなったときは、こんな対処が有効だとわかってくると、きそうだなと思う前にあらかじめ対処することで気分症状をコントロールすることができる」

そう説明されて、私はセルフモニタリングとセルフコントロールを続けることで、たしかに、自分のトリセツが少しずつできあがってきていることに気づきました。

（この3か月間は、自分のトリセツづくりの期間だったんだ）

私の場合は、天気が悪いと気分が沈みがちです。天気が悪い日は、音楽を聴きながら出勤するようにして、仕事で何かあっても何も考えないようにしています。加えて、亀仙人に教えてもらった、耳たぶをつまんで引っ張ったり回したり、耳全体をギュッと折り曲げたり、グルグルと後ろに回すマッサージをするようにしています。

週の前半は少し落ち込みがちな気配があったので、月曜日は落ち込まないように苦手な上司と会うことをできるだけ〝避ける〟ようにしたり、廊下でバッタリ出会っても〝出会わなかったこと〟にしたりすることでストレスを遠ざけていました。

金曜日の上司のお説教のあとはストレスを溜めがちになるので、あらかじめ友だちと岩盤浴に行く約束をしてリラックスすることもありました。

亀仙人によると、季節によってや、イベントごと、気温や湿度、気圧の変化や天気によってというように、引き金は人それぞれだそうです。そろそろくるかな、やっぱきたという感じで、わかって対処することで、気分と上手に付き合うことが大切なんだとか。気分の波を予測できるようになると、それに応じてあらかじめ漢方の処方を変えることだってあるそうなのです。

「ひなたちゃんのトリセツ完成のための、最後のピースをそろそろ探しに行こう」

そう言いながら亀仙人は立ち上がります。そして診察室の奥の壁に近づくと、そこにある扉をゆっくりと開きます。

「じつは、この向こうにも部屋があるんだ」

そうして開かれた扉の向こうの光景に、私は驚きました。

なんと、診察室の10倍はあろうかという明るい部屋が広がっていたのです。大きな空間は、パーテーションで2つに仕切られています。それぞれに大きなホワイトボードがいくつも置かれ、50脚ほどのイスがホワイトボードを向いて並べられています。

今は誰も座っていないイスを眺めながら、亀仙人は言います。

「すべては、どう受けとめて、どう考えて、どう行動するかにかかっているんだ」

「なんでも受けとめ方しだいということですね」

何気なくそう相づちを打った私を、亀仙人はジッと見つめます。そして数秒の沈黙のあと、私を見つめたまま言いました。

「でも、ひなたちゃんのようになってしまっている人は、この受けとめ方がおかしくなっていて、そのことに気づいていてない」

（私が気づいていない……？）

「こころを傷めてしまうような考え方のクセはないか、ひなたちゃんには、これから時間をかけて自分の受けとめ方を見つめ直してもらうことになるんだ」


そう言って、亀仙人は奥に向かって「ちょっといいかな？」と声をかけます。すると、登場したのは2人の男性です。1人は小柄だけどガッチリ、もう1人は長身で耳が大きいのが特徴です。とまどっている私に、亀仙人は言います。

「この部屋で行うのは、認知行動療法というグループセラピーなんだ。どう受けとめてどう考えて行動すれば、過剰にストレスを感じずに仕事を続けていくことができるかを、グループで考えていくんだ」

「グループでですか？」

少し警戒している私に、亀仙人は答えます。

「考え方や行動を変えるんだから、多くの視点からの意見を参考にしたほうがいいだろ？　彼らは、それを指導してくれる作業療法士（※15）なんだ」

※15　立つ、歩く、座る、寝るといった基本動作を担当する理学療法士（PT）に対して、食事、運動、入浴、家事、趣味といった応用動作を担当するのが作業療法士（OT）で、リハビリを行う国家資格を持っている専門家。リワークは応用動作にあたるため、中枢神経系を扱う心療内科領域は作業療法士の担当と言えます。

亀仙人は続けます。

「このクリニックには彼らを中心としたリハビリ部門があって、このリハビリ部門が非薬物療法の大事なパートを担っているんだ。ただ薬を投与するのではなく、医学的・生理学的に病気の仕組みや薬の作用・副作用を知ってもらったり、栄養学や認知行動療法を学んでもらったり、身体の動かし方を知ってもらったりすることを通じて、薬の量を減らして、行動習慣を自分の意志で改善していくんだ」

亀仙人の言葉に、私はこの数か月ですっかり変わった自分自身の食生活や運動習慣のことを思い起こします。

「考え方、生活習慣、つまり行動が変われば、必ず人間の中身も変わってくる。でも、それは薬では絶対に変わらない。大切なのは患者さん自身が、その場しのぎではなく、本気で根本的に治そうと思うこと。そのために積極的な努力を惜しまないことだ」

亀仙人いわく、グループセラピーは、デイケアという枠内の医療行為として認められているものだそうです。

患者さん1人あたりに対するスペース（4平方メートル以上）や、専門家の人数や配置等の条件を満たせば、リハビリテーションの点数が与えられ、診療報酬が発生するのです。そこから生まれる収入のおかげで、亀仙人が終日外来につながれて、30～40人を診察して、やっと経営が成り立つということをしなくて済み、薬を使わないクリニックとして成立できるのだそうです。

この話を聞いて、薬を処方せずにどうやって収入を得ているのか不思議に思っていた疑問が解けました。そしてこの部屋の広さの意味も私は理解することができたのです。

「じゃ、来週からグループセラピーに参加して、少しずつ少しずつ考え方の幅を広げていくきっかけにしよう」

私はよろしくお願いしますという意味を込めて、2人の作業療法士さんに深々と頭を下げました。

「じゃ、もう少し診察室で話をしよう」

そう言って診察室に戻る亀仙人の背中を見ながら思いました。

(う〜む、小柄だけどガッチリなほうはクリリンかな。もう1人は長身で耳が大きいからピッコロさんかな……)

亀仙人は診察室への扉を開いて私を手招きします。

(フフフフ……亀仙人に、クリリン、ピッコロさん、なんだか面白くなってきた)

そして、ノートに次のことをメモしました。

◇「自分のトリセツ」を作成する

「こころを傷めている考え方のクセ」を見つけよう

診察室に戻ると、亀仙人はコアラのマーチを取り出してほお張りながら言います。

「コアラのマーチには公式サイトがあって、それによると絵柄の男の子のコアラの名前はマーチくんって言うんだ」

「そうなんですか」

なんのマメ知識かと思う私に、亀仙人は尋ねます。

「それでは、ここで問題です」

「またクイズですか？」

「それでは、リボンをつけている女の子のコアラの名前はなんでしょう？」

「わかりませんけど」

「考えてよ。男の子はマーチなんだから」

「マーコ⁉」

「真面目に考えてる？」

「わかりませんよ……」

「正解は、…………………、ワルツちゃんだ」（↑ホント）

どう反応していいやら困っている私に、亀仙人は言います。

「マーチは行進曲だから、ガールフレンドは円舞曲でワルツなんだろうね」

「そうでしょうけど……」

「う〜ん、なんでもすぐに、こうしてクイズにしちゃうのが悪いクセなんだよね」

うなずく私に、亀仙人は言いました。

「というように、誰にだってある独自のクセや習慣が、自分のこころを傷めるようなものであっては困るよね」

「それはそうですね」

「ひなたちゃんも、自分のこころを傷めている考え方のクセに気づかないとね」

「そんなクセ、私にありますかね……」

手をアゴにあてて悩む仕草をしている私に、亀仙人は言いました。

「これまでいろいろ話をしていて思うんだけど、ひなたちゃんは完璧主義だよね」

「完璧主義ですか？　そんなつもりはないですけど」

「そうかな？　営業成績だって、毎週ノルマを達成しないと気が済まないでしょ」

「そりゃ、ノルマなんですから毎週達成したいでしょ」

「少しでも足りないと気持ちが落ちる」

「しかたないことだと思いますけど」

「でも、そもそも、毎週ノルマを達成している人っている？」

亀仙人のそんな質問に、私は思わず言葉を失います。そう言われてみると、成績トップの先輩もノルマに届かないことはあります。

「ほら、勝手に自分で完璧でなければと、自分を傷めてるでしょ」

なんだかモヤモヤしたものが私の中で頭をもたげます。

「あと、小さなミスを大きなミスと思い込む、拡大解釈の傾向がある」

「そうですかねぇ……」

微妙に納得がいきません。

「今日だって、印鑑をもらい忘れてお昼休み返上で往復したんだよね」

「そうですよ……。今日は1日ブルーでしたよ」

「些細なことだと思わない？」

「思えないですよ」

「印鑑もらい忘れただけでしょ」

「そうですけど」

「それって、1日落ち込むようなこと？　誰でもそれくらいのミスはするでしょ」

「いやいやミスはダメでしょ」

「結局、なんとかなったんだよね」

「なりましたけど」

「じゃ、よくない？」

う〜ん……、さらに微妙なモヤモヤが私の中で色濃くとぐろを巻きはじめます。

「そもそも、飛び込み営業が嫌いな理由ってなんだっけ？」

「前にも言いましたけど、また断られたらどうしようと思ってしまうからですよ」

「また断られるっていうけど、その根拠は何？」

「根拠って……、根拠なんかないですよ」

「次に訪問するところは、めっちゃいい人かもしれなくない？」

「それはわかりませんけど……」

「根拠もなく、悪い結論を勝手に想像して苦しんでる」

「それはそうかもしれませんけど……」

でも、そう思ってしまうんだからしかたがないじゃないですか、そう言いかけそうになって、私は言葉をグッと飲み込みました。


「他にもいろいろ考え方のクセがある」

亀仙人の〝私の考え方のクセ〟攻撃は止まりません。

「よいことを悪いことだと、頻繁に解釈してるよね」

「してませんよ！」

身に覚えがないので、ここは強い口調で否定したくなりました。

「そうかなぁ……」

そう言ってから亀仙人は続けます。

「ノルマを達成して、上司に褒められたことはある？」

「そりゃ、ときどきはありますけど、それはたまたま運がよかっただけで実力じゃないし、逆に上司に気をつかわせたようで悪いくらいですよ」

「ほら、そうやってせっかくのよいことを、こころの色眼鏡を通してマイナス化して、上司に気をつかわせてはいけないという〝すべき思考〟に陥っている」

「マイナス化と言いますけど、事実そうですから」

「いや、ノルマを達成したんだよ。どう考えてもプラスのことだよね。がんばって達成した！　褒められてうれしい！　ありがとうございます！　でよくない？」

「そうは思えませんよ。いつも達成してるならいいですけどね」

「だから、そんな人はいないよね。これも完璧主義だよ」

う〜ん、なんだか私の中でまたもや釈然としません。亀仙人が言っていることはわかるのですが、そうは思えないのです。

「人は急には変われないんだ。でも少しずつ、こう受けとめてこう考えたらどうなる

だろうと、他の人たちの意見も聞きながら考える作業を続けるんだ」（※16）

私はモヤモヤした微妙な気持ちのまま、とりあえず「わかりました」と答えるしかありませんでした。

※16　考え方のクセを修正することは、神経細胞レベルの話で可能だと亀仙人は言います。たとえば、ネガティブな思考とポジティブな思考は、脳の中でそれぞれ異なるルートの神経細胞が興奮（電気活動）することで処理されています。電流が同じルートを何度も通るほど、そのルートは興奮しやすくなるのです。つまり、筋トレのように、ルートの強化は訓練によって可能ということになります。亀仙人いわく、ポジティブがよくてネガティブが悪いというのではなく、どちらのルートもバランスよく使えるように整えておくことが大切だということです。

「ひなたちゃんのように、脳のコンディションが崩れると、人の気持ちが見えにくくなってしまうんだ」

そう言われて、私はドキッとしました。

「でも、それは一時的なバグのようなもので、気持ちや考えが特定の方向のみを向くようになってしまっているだけなんだ。だから、少しずつ視野を広げて、いろんな視点を踏まえて柔軟に行動できるようにするんだよ」

黙ってしまった私に、亀仙人は言いました。

「たとえば、さっきの上司だけど、気をつかって褒めさせて申し訳ない、なんて言われて喜ぶと思う？」

「……」

「お母さんが心配して来てくれたって言ってたよね。お母さんに、私なんかのために忙しいところ申し訳ない、なんて言って喜ぶと思う？」

「どっちも喜ばないかもしれませんけど、事実、申し訳ないとしか思えなかったし、それは今も同じかもしれません」

「それって、こころがネガティブな方向にのみ向いているからなんだよ。来てくれてありがとう。おかげで元気になったよって言ってあげたほうが喜ぶと思うよ」

「喜ぶかもしれませんけど、それはウソじゃないですか」

「いやいや、大切な人を思い浮かべてみて」

私は、母を思い浮かべます。

「その人の調子が悪くて、ひなたちゃんが心配して様子を見に行くと、気をつかわせて申し訳ないって頭を下げられたらどう思う？」

……。何も言えなくなってしまった私に、亀仙人は言います。

「そんなふうに、少しずついろんな人の意見を参考にしながら、どう受けとめて、どう考えれば楽だったかをグループセラピーとして続けてもらうことになるから」

この日の診察後、亀仙人のクリニックを出た私は、たくさんのダメ出しにガックリと肩を落としていました。クリニックのあるビルから駅ビルへとつながる歩道橋がとても長く感じられました。

自分がこころの病気だとわかってはいたのですが、今日まで本当の意味で理解してはいなかったのかもしれません。それをしっかりと自覚した診察となりました。

（3か月も経ってるのに全然だよ……）

そんな思いが頭をもたげます。

「長い戦いになるから」と言った亀仙人のセリフがまたよみがえります。

(薬に頼らない治療って、ホント厳しくてつらい……)

ただ、亀仙人に言わせると、しっかりと自覚するところから本当の治療はスタートするのです。私にとって最悪だと思っていたこの日は、じつは本当の意味で治療のスタート地点に立った記念すべき日となっていたのです。これはあとから聞いた話ですが、このとき私がもし振り返っていれば、クリニックの窓に、私をやさしく見つめる亀仙人、クリリン、ピッコロさんの姿が見えたはずだそうです。


その日のノートには、次の5つをメモしました。

◇完璧主義から自分を解放する
◇小さなミスを大きなミスと思い込んでいることに気づく
◇根拠のない悪い結論を想像しない
◇マイナス化から脱却する
◇考え方のクセを修正する

「考え方の幅」を広げてみよう

翌週から、さっそくグループセラピーがはじまりました。グループセラピーが行われる日に合わせてクリニックを訪れて、まず亀仙人といろいろ話してから、グループセラピーに参加するというルーティンのスタートです。

グループセラピーの初日の診察で、亀仙人は私にこう言いました。

「ものごとは適当でいいんだよ」

「適当ですか？」

「そもそもすべてが曖昧なものだからね。答えを出したり、決めたりすること自体、意味のないことが多いからね」

「たしかに、適当にやりすごすって、私は苦手かも……」

「今の時代、常識だって変わるんだし、毒と薬の境目も曖昧だしね。国境だって曖昧だし、国によって法律もちがえば、マナーもちがう」

「なんか深い話ですね……」

「ノルマだって、達成したほうがいいんだろうけど、ま、適当でいいんだよ」

「ノルマもですか？」

「だって、多くの社員が達成できないようなノルマを設定するほうが悪い」

「そう思えれば、楽ですよね」

「善か悪か、是か非かって、白黒つけようとすることで、本来ある曖昧さがストレスになってしまうからね。ストレスを感じたら、〝すべき思考〟にとらわれているかもしれないから、まず、ものごとは適当でいいと思うようにしてみて」

「わかりました。気合い入れて適当を追い求めてみます」

「いやいや、そこも完璧な適当でなく、適当な適当でいいからね」

「適当な適当ですか。なんかよくわからなくなってきました……」

「『ハーフタスク』って言葉があるんだけど、目標の半分でいいってことだよ。まぁ、

100点満点なんて目指さなくていいってことだね。そこからのスタート」

その言葉に少し勇気をもらい、私はうなずきました。


亀仙人は続けます。

「前回の診察で、根拠のない悪い結論の話をしたよね」

「それって、ホント、私の悪いクセかもしれません……」

「それでは、ここで問題です」

「このタイミングで、クイズですか？」

「バスケットボールをしていて、シュートを何本か連続ではずしてしまったあとに訪れた絶好のシュートチャンス。ボールを受け取った瞬間、ひなたちゃんならどう考える？」

「う〜ん、またはずれたらどうしよう」

「ブブゥッ！」

「やっぱ、不正解ですか？」

「こうやって自然に浮かぶ考えやイメージのことを『自動思考』って言うんだ。この自動思考の中に見える〝考え方のクセ〟を知ることが大事な一歩なんだよ」

「なるほど……。今の場合は、マイナス思考ってとこでしょうか」

「そう！　それに気づいて、どう考えれば楽になるかをトレーニングするんだ」

「ちなみに、今の場合はどう考えればよかったんでしょうか？」

「これは有名なバスケットボール選手の話なんだ。〝またはずれたらどうしよう〟と思って何度も失敗したり、シュートが打てなくなった経験から生み出された考え方」

「わかりました。〝次は絶対に入る〟」

「それだと少し力が入るからね。世の中は、適当でいいんだよ。正解は〝次のシュートもはずれるとはかぎらない〟」

「なるほど」

「そう思うだけで、肩の力が抜けるよね」

「そんなふうに言葉にしてみるようにします」

「それで、万が一失敗したら、私のせいではないと開き直れるようになると上級者だ。ワハハハハ……。じゃ、今日からグループセラピーがんばって！」

亀仙人の言葉に背中を押されながら、私は診察室の奥の扉を開きます。大きな部屋の大きな窓から射し込んでくる、明るい光に包まれます。私はゆっくりと前へと進んで行きました。

私はノートに、次のことをメモしました。

◇適当でいい（ハーフタスク）
◇「すべき思考」から脱却する
◇曖昧さを許容する
◇なんでも、自分のせいにしない
◇次のシュートもはずれるとはかぎらない

グループセラピーはすでにはじまっていました。

10人ほどの男性と、女性が2人、イスに座ってホワイトボードに向かっています。マーカーを手にホワイトボードに書き込んでいる男性が、どうやらファシリテーター役のようです。様子を眺めていたピッコロさんとクリリンが、私に気づいて手招きします。そして、後方のイスへと着席するよう促してくれます。活発に意見が飛び交っています。

大きなホワイトボードは、右から「状況」「気分」「自動思考」「根拠」「反証」「適応的思考」「気分」の順に分けられています。それぞれの項目に何を書き出していくのかを、ピッコロさんが小さな声で私にレクチャーしてくれました。

・状況：気分が変動するような出来事が起こったときの状況を具体的にできるだけ詳しく書き出します。

・気分：どう気分が沈んだのか（上がったのか）、自責・後悔・不安・喜びといったキーワードと数字で表現します。

・自動思考：気分が変動したときに浮かんだ考えやイメージをそのまま具体的に書き出します。

・根拠：そう思った根拠（自動思考を裏づける事実）を書き出します。
・反証：その考えが正しいとは限らないと立証するための理由（自動思考と矛盾する事実）を書き出します。
・適応的思考：どう考えればよかったかをさまざまな角度から考えます。
・気分：その結果、気分がどう改善されたかをキーワードと数字で表現します。

どうやらこのセッションでは、〝バスでお年寄りに席を譲ることができなかったことで、気分が落ちてしまった人〟が題材のようです。みるみる間に、目の前のホワイトボードのそれぞれの項目がビッシリと文字で埋まっていきます。

・状況：朝の混雑したバスで自分は座っていて、1人のお年寄りが立っていた。

・気分　　　：自責80％　後悔90％
・自動思考　：絶対に私が席を譲るべき（すべき思考）、譲らなかったなんてダメな人間だ、このお年寄りは席を譲ってほしかったにちがいない。
・根拠　　　：モラルを守って譲ることは可能であった。
・反証　　　：席を譲っても絶対に喜んだとはかぎらない。譲ってほしいと思ったかどうかの判断は難しい。具合が悪そうなら絶対に譲っていた。譲る気持ちはあった。
・適応的思考：遠慮されたり逆に不機嫌になることもある。いつものことで立つことには慣れているだろう。悪いことをしているわけではない。譲ろうと思って状況を見て元気そうだと判断したのだから問題ないだろう。
・気分　　　：自責60％　後悔30％

全員でどう受けとめて、他にどう考えることができるかを活発に議論しています。メンバーは、すでに復職してはいるものの調子を整えておくために予防的な意味合いで参加している人、治療まっただ中の人、私のように治療がスタートしたばかりの人と、さまざまな段階の人が混ざり合っています。日常の仕事では決して出会えないような、すごく大きな会社の偉い立場の人もいれば、若い人もいます。

みんな慣れているのか、自主的にテキパキと活発に進行しています。ピッコロさんとクリリンはたまにちょこちょこっと助言する程度ですが、いい味出しています。

グループセラピーは治療の場であり、勉強の場であり、そして自分を解放できる大切な場のひとつにもなりました。

グループセラピーに参加するたびに、私は亀仙人の次の言葉を思い出しました。

「認知が変われば行動が変わる。コップの中に水が半分入っているとしよう。半分〝しか〟入っていないという認知は〝あせり〟の気分を生む。半分〝も〟入っているという認知は〝ゆとり〟の気分を生む。この気分のちがいが行動のちがいを生み出す。行動の繰り返しが習慣。習慣が変われば性格が変わる。性格って、習慣によって規定されるレッテルみたいなものだからね。すべてが変わりはじめるんだ」

ある日のホワイトボードには、こんな文字が並んでいました。

・状況：休職して2か月が経過。現在、職場復帰を目指して復職プログラムに週6日通っている。

・気分：自責80%　あせり90%

・自動思考：仕事をしていない自分はダメだ。（自分は何もしていない）とにかく早く復職しないと生活ができなくなる。

・根拠：仕事を休んでいる。休んでいる間は収入が下がる。

・反証：治療に取り組んでいる。自分のコントロールを学習している（仕事をしていくために役立つ）。収入は下がったが手当は支給されるので、今すぐ生活に支障は出ない。

・適応的思考：仕事を継続するための治療に専念しているから何もしていないわけではない。今の取り組みは仕事にも役立つし、自分を知る最高のチャンスだ。生活に支障はないのだから、あせらず着実に取り組もう。

・気分　：自責50％　不安40％

グループセラピーをはじめてから、少しずつ私の中で何かが腑に落ちはじめていました。

私は、次のことをノートにメモしました。

◇「状況」↓「気分」↓「自動思考」↓「根拠」↓「反証」↓「適応的思考」↓「気分」の順に、いろんな角度から、多種多様な視点で、どうすればより適応できるかを考える。

◇認知が変われば行動が変わる。
行動が変われば習慣が変わる。
習慣が変われば性格が変わる。

◇半分しか入ってない　認知（しか）　気分（あせり）
半分も入っている　認知（も）　気分（ゆとり）

アクションを起こそう

グループセラピーに、週に2回ほど参加する日が続きました。マインドフルネスと自律訓練法、呼吸法といったコーピングはもちろん、食事・運動・睡眠にはしっかりと気をつける日々が続いています。

「認知の乱れは、こころのバグみたいなものなんだ。ひどくなるとシステムダウンを引き起こすから、早め早めに修正やインストールし直すことが必要なんだ」

その言葉通り、亀仙人は診察でいろいろなコツを私に伝授してくれます。そのひとつひとつがグループセラピーの中で活かされ、私の認知 → 判断に少しずつ溶け込んでいきます。誤作動を誤作動だと気づけるようになってきたのです。

ただし、誤作動だと気づけても、なくなるわけではありません。だから逆に、全然よくなっていないと思えて落ち込むこともありました。でも、私の中のバグが書き換えられ、パソコンで言うOSが少しずつ正常化していく手応えのようなものを感じはじめていました。

あるとき、亀仙人は教えてくれました。

「自分を客観的に見ることって、すごく大切なんだ」

「それって、頭ではわかっていても難しいですもんね」

「そのための考え方のひとつなんだけど、〝1年前の自分ならどう思うだろう?〟、〝5年後の自分ならどう思うだろう?〟、って考えるのも有効なんだ」

なるほど……と、私はメモを取りながら思いました。

「他にも、〝もし自分が大切にしている友人や家族が、今の自分と同じようなことを言っているとしたらなんてアドバイスする?〟〝○○さんならどう思うだろう?〟なんて考えてみるのもいい」

「今の自分から離れた立場から考えるってことですね」

「その通り! ひなたちゃん、飲み込みが早いよ。まるでワニだね」

(ほめていないと思いますけど……)

別の日には、亀仙人は自己肯定感が大切だと熱弁していました。

「こころが傷んでくると、どうしても自分をディスってしまうような時期があるんだ。自分なんてクズだとか、何をやってもダメだとか、生きている価値がないとかね」

「わかります……」

そううなずく私に、亀仙人は言います。

「そんな自分を克服するために必要なのが自己肯定感。自分は価値がある存在だと思えて、自分の可能性を信じられること」

「でも、そうは言っても自己肯定感って、簡単には持てませんよね」

そう首を傾げる私に、亀仙人は言います。

「簡単だよ。他人と比較しないこと」

「ひと言で片づけましたね……」

「大切なことは、『私はダメだ』→『私ってすごい!』というように、無理に自分を持ち上げるのではなく、『私はダメだ』→『そんなに悪くもない』というように、客観的にニュートラルな状況に引き上げるんだ。口に出して自分に話しかけるといいよ」

「口に出してですか？」

「言葉にするんだ。それだけで、光が消えることはない」

へぇ〜……と感嘆する私に、亀仙人は言います。

「許可型のアファーメーションというのがあるから、マインドフルネスと同じように気分が落ちているときには試してみるといいよ」

私は手に持つペンをしっかりと握り直しました。


「アファーメーションというのは、自分自身に対する肯定的な宣言のことだ」

「肯定的な宣言……」

「宣言には魔法の力が宿っているんだ。アスリートが小学校の卒業作文で宣言した夢を叶えた話、聞いたことない？」

「ありますけど、スポーツ選手とかのそれって、特殊なケースのような気が……」

「たしかに、宣言したから必ずなれるわけではないけど、宣言したからなれたんだよ」

「そんなものでしょうか」

「宣言することで、こころと身体が宣言した方向に向かうんだ。だから、こころのバグの修正には間違いなく有効だよ」

「でも、何をどう宣言していいやらわかりませんよ……」

そう困る私を見ながら、亀仙人は言います。

「今のひなたちゃんのこころの中は、たとえば営業の仕事は、怖い、失敗する、自分には無理だ、つらい、冷たくされる……、そんな否定的な宣言でパンパンにふくれ上がっている状態だよね。こころも身体も飛び込み営業に背を向けて逃げている状態だから、少しずつ書き換えていくために、あえて口にすることで刷り込んでいくんだよ」

「見本をお願いします」

「簡単だよ。たとえば、私は営業の仕事を楽しんでいいんだ……」

「自己暗示のようなものですね」

「他にも、私は営業の仕事が得意になっても大丈夫……、私は飛び込み営業が得意になっても大丈夫……。ただ口にするのではなく、自分に対して優しく語りかけて」

そう言われて、私は自分の口に優しく出してみます。

「私は飛び込み営業を楽しんでいい……、私は飛び込み営業を楽しんでいい……、私は、飛び込み営業を、楽しんで、いいんだ……」

(これは、絶対ゆっくり口にしたほうが効果ある)

そう思った私に、亀仙人は言いました。

「アファーメーションは、ゆっくり口にしたほうが効果があるからね」

まさかのシンクロに私は笑ってしまいました。

私は、ノートに次のようにメモしました。

◇1年前の自分なら、5年後の自分なら、○○さんならどう思う?と考える
◇大切な人にアドバイスするなら、と考える
◇自己肯定感を高める

◇他人と比較しない
◇許可型のアファーメーションを活用する：「〜して大丈夫」「〜していい」

「それから、〝アクティブレスト〟が大切だからね。身体を動かすことでストレス状態の緩和を図るんだ。歩いたり、泳いだり、ストレッチしたり、マッサージやエステなんかもいいかも」

亀仙人はそう言いますが、私は電車で調子が悪くなったときを思い出して答えます。

「それが調子が悪くなると、すべてに興味が湧かず、何もしたくなくなるんです」

「無理なことはいいんだよ。でも家事やウォーキングならがんばれるんじゃない？」

「不調でもできる範囲のことで、無理なく動くってことですね」

そう答える私に、亀仙人は箱のままコアラのマーチを差し出します。

「ひとつ食べて」

私は、ガサゴソとコアラのマーチをひとつ取り出します。絵柄を見ると、両手で雑巾を絞るおそうじコアラでした。私はこころの中でつぶやきます。

(なるほど……、不調なときは、部屋の掃除でもしろってことですね……)

口の中におそうじコアラを放り込んでから、私は次のことをノートにメモました。

◇アクティブレストを実践しよう
◇歩いたり、泳いだり、ストレッチしよう
◇マッサージやエステに行ってみよう
◇無理なくできる範囲のことで動こう
◇家事をしよう

いつもこころに太陽を

ベランダでは、母が洗濯物を干すときにシワを伸ばす、パンッパンッという音が聞こえます。天気のいい、おだやかな日曜日の朝です。

亀仙人のクリニックに通いはじめてから1年が経過しました。私はメインの焼き魚とキムチ納豆に、お味噌汁とサラダを加えた〝ひなたスペシャル〟を準備中です。

私が亀仙人のクリニックに通うようになるころから、母は月に一、二度くらいのペースで週末になると登場するようになりました。

「掃除しに来たよ〜」

そう言いながら、昨日の夕方もドアが突然開きました。チャイムは鳴りません。

「お母さん、また来てくれたんだ。心配してくれてありがとうね」

私の口からは、自然にそういう言葉が出るようになりました。

「最初のころは、どうなることかと心配だったのよ」

母は言います。

「疲れてるみたいだったから様子を見に来たら、怖〜い顔して、黙〜って1人座ってるんだからね〜。びっくりしたわよ〜」

「おかげで気分をコントロールできるようになったから、大丈夫」

思えば以前の私は、凍った広大な大地を1人で寒々と歩いていたようなものでした。それが、今はコタツの中で母とホッコリしているのです。こころが傷むと、近くの大切な人の温もりを感じられなくなると実感しました。

今日は、母とデパートにウィンドウショッピングに行く予定です。のんびりとした時間をすごせたらと思っています。

洗濯物を干し終えてパタパタとリビングに戻って来た母が、テーブルの上に置かれたコアラのマーチの箱を指差して尋ねます。

「あなた、このお菓子、好きだったっけ？」

「最近これにハマっていて、毎日ひとつだけ食べるんだ」

するとと、母は残っていた数個を取り出して、まとめてポイッと口の中に放り込みます。

「ちょっと、いきなり全部食べないで。今からご飯だよ。それに絵柄確認しないの？」

「絵柄？　全部同じじゃないの？」

そう言ってから、母はテーブルの上の小皿にポツンとひとつ置かれているコアラのマーチを発見して手を伸ばそうとします。私はあわてて制止しました。

「それは食べないで！　その絵柄、気に入ってるんだから」

母は止められて不服そうでしたが、私は大切にそのコアラのマーチを机の引き出しの奥にしまい込みました。

「子どものころ、〃ひなた〃って名前がイヤでイヤでしかたがなかったんだ。〃ひなた〃なのに暗いって、男の子たちにいつもからかわれてさ……」

朝食の席に着きながら、そう話しかける私に、母は突然語り出しました。

「私はね、〝心に太陽を持て〟っていう詩が大好きだったの。〝心に太陽を持て。あらしがふこうと、ふぶきがこようと〟っていうフレーズからはじまる詩なんだけどね」

「……」

「人生の中で、気持ちが暗くて沈む時期があってていいのよ。でも、ずっと暗い状態が続くわけじゃないから。やまない雨はないって言うでしょ。たとえ隠れていても〝太陽〟は必ず近くにあって、いつもこころの中を照らしてくれているのよ。だから〝はれの〟っていう苗字のパパと付き合った日から、決めてたの」

「何を？」

「もし結婚して女の子が生まれたら、名前は〝ひなた〟にしようってね」

「ええ、そうだったんだ！　パパはなんて言ってたの？」

「う〜ん、日陰よりはマシだなって……」

そして2人顔を見合わせて笑いました。そして、その瞬間、ずっと閉じていたこころのフタがはずれた気がしました。閉じこめられていた言葉が静かにこぼれ出ます。

「素敵な名前をつけてくれてありがとう……」

母の目には、うっすらと涙がにじんでいました。

「あなた、変わったわね……」

外は、これ以上ない快晴でした。


この週の金曜日、私は仕事が終わったあと、亀仙人のクリニックを訪れていました。

「やぁ！　ひなたちゃん、どう？」

そんな亀仙人の質問に、私は答えます。

「ここのところ、いい感じですよ。今週もノルマは達成できませんでしたけどね。しかたないですよ。でも、まぁ、なんとか自分をコントロールできています」

「ひなたちゃんの場合は、休職までには至らないうちに治療を開始したから、ゴールは復職じゃないんだけど、多くの人のゴールは復職だよね」

亀仙人の言葉に、私はたしかにそうだと思いながら、自分のゴールはどこにあるんだろうと漠然と考えます。

「でも、休職した人も、ただ職場復帰するだけでは、本当の意味での復職にはならない。だって、すぐにまた休職するようなことになっては意味がないからね」

そう言いながら、亀仙人は指を3本立てて続けます。

「そのために、クリアしてもらわないとならないポイントが3つあるんだ」

ひさびさの亀仙人の講義に身を乗り出します。

「まず第一に、身体、とくに脳神経系の仕組みが理解できること」

「自分の身に何が起きているのかをしっかりと理解する必要があるって、当初から言ってましたよね」

そう相づちを打つ私に、亀仙人はそうそうとうなずいています。

「次に、自分で意欲・気分・思考をコントロールできるようになること」

これは1年間かけて、私も取り組んできたことです。私の頭の中で、この1年間が走馬灯のようにグルグルと回ります。常に自分をモニタリングして、どう受けとめてどう考えれば気分が落ち込まずに済むのか、自分のトリセツを作成してきたのです。

だから、その大切さは身にしみてよくわかります。

「最後に、再発防止策を立てることができることだ」

「再発防止策ですか？」

「そう、また同じような状況に陥ってしまわないように、仕事のペース配分を考えたり、生活のリズムや食生活を含めて、ストレスをできるだけ溜めず、健康を維持するうえでの工夫を続けることができればＯＫ」

そうそうと首を何度も縦に振る私に、亀仙人は尋ねます。

「ひなたちゃんは、脳神経系の仕組みを理解している？」

「それは、まあ、今までいろいろと教わりましたから」

「自分で意欲・気分・思考をコントロールできる？」

「そのために1年間がんばってきましたからね」

「また、あの日のように電車で倒れたりしないかな？」

「きっと、もう大丈夫だと思います」

そして黙って私を見つめる亀仙人に、私は尋ねます。

「どういうことでしょう？」

「ひなたちゃん……、寛解だよ」

「!?」

寛解という言葉を聞いて、私は息を飲みました。そして数秒後、涙がこぼれ落ちました。精神不安定だったときのような勝手にあふれるのとちがい、こころがじんわりと温かくなっているのを感じながらの涙でした。

「ほ、……、ほんとですか？」

まだ状況がうまくのみ込めず、なんとか声を絞り出した私に亀仙人は言います。

「次の予約はもうしなくていいからね。ひなたちゃんはもう大丈夫」

こころの重しが取れて、まるでさわやかな風が吹き抜けるような感覚です。学生時代の部活で最後の試合が終わったあとのような脱力感もあります。

亀仙人は言います。

「でも、またメンテナンスがてら、いつでも来てくれていいからね」

「また来てくれていいなんてクリニック、珍しいですよね」

そう答えながら、私は泣き笑いしています。

「うちのクリニックの再発率はいまだに0％だけれども、メンテナンスに再度訪れる人はいるんだ。復職して仕事を続けるうちに、またストレスが溜まってきて、これはヤバいかなと思うと再来院して、同じようにグループセラピーを受けて帰るんだ」

「そうなんですね」

「二度目、三度目になるとコツをつかんでいるので、勘だけ取り戻せばまたすぐに自分をコントロールできるようになって、再休職するようなことにはならないんだ」

なるほどと思いながら、私は言います。

「私もたまに来て、今の感覚を忘れないようにしたいと思います」

「それに、寛解した人がグループセラピーに参加してくれると、いいお手本になるんだよ。だから後輩たちにとってもありがたいんだ」

私はグループセラピーに参加していた面々を思い浮かべながら、力強くうなずきます。そして万感の思いを込めて「ありがとうございました」と頭を下げました。

そんな私に、亀仙人は「こちらこそ、ありがとうございました」と深々と頭を下げ返します。そしてゆっくりと顔を上げながら言います。

「薬に頼らない治療は、患者さんの協力なしには成立しないからね。だから治療パートナーである医者と患者は対等であるべきなんだ。勉強になるし、お金をもらってるのはこっちだし、ときにはとっても厳しいことを言ったりするからね。でも、ついてきてくれるから寛解にまで至ることができるんだ。だからいつも〝お大事に〟でもなく、〝さよなら〟でもなく、〝ありがとうございました〟って声をかけるようにしているんだ」

亀仙人が診察後にいつも「ありがとうございました」と言う意味がこのときようやくわかりました。

「これ、記念にあげるから、食べて」

そう言いながら、亀仙人はコアラのマーチをひとつ、大切そうに私に差し出します。受け取った私が絵柄を確認すると、卒業証書を手に目をウルウルさせている、卒業コアラでした。私は食べずにそっと握りしめました。

「じゃ、私からも何かひとつ……」

そう言いながら、自分が持っていたコアラのマーチの箱をガサゴソすると、「ありがとう」というフリップを手に持つ絵柄を発見しました。

「これ、あげます」

そう言って手渡すと、絵柄を確認した亀仙人は「ありがとう」と言いながら、パクリとその場でほお張りました。私はピッコロさん、クリリンにもお礼を言ってから、1年間お世話になったクリニックをあとにしました。

クリニックから駅までの帰り道、歩きながら私は考えました。亀仙人のクリニックでは特別な治療をしてもらったわけではありません。特別な機械も使っていません。一般的な薬は処方されず、出されたのは私に合っているという**漢方薬**2種類だけです。

まずは、自分を**モニタリング**して、どんなときにどんなストレスを感じるか、それはどうすれば軽減できるかを徹底的に考えて、**コーピング**として実践しました。その際、気晴らし系や発散系、それに甘いものは要注意。

続いて、想像力や記憶力によってストレスにとらわれてしまわないために、「今」に集中して自分を解放する**マインドフルネス**と**自律訓練法**と**実況中継**。情動性呼吸を行動性呼吸に置き換える**呼吸法**は、早い時期からこころの安定に役に立ちました。

診察の結果、指導されたことは、なんと言っても**早寝早起き**です。**オレンジサングラス**と**夜ふかし禁止**、**夜のスマホ禁止**、それに**朝日を浴びる**こと。

食事指導は、腸内環境を整えるために**発酵食品**を毎日できるだけ生で2種類以上食べること。**食物繊維**を摂ること。**α-リノレイン酸**にDHAとEPAを摂取するために、青魚とくるみやチアシード。目標は**1日20品目**以上、**ひと口30回**以上噛むこと。

運動することもセロトニンが分泌されるので大切。**ウォーキング**を日課に。息があがる程度の運動を意識すること、寝る前の**ストレッチ**。シャワーではなく**湯船**がおすすめ。

そして最後のピースとして、おかしくなってしまった認知を改善するために、何度も何度も繰り返し、**認知行動療法**を繰り返すことです。**許可型のアファーメーション**も、私にはかなり効果的だったと思います。

要するに、漢方の助けを借りながら、生活リズムを整えて、食生活と運動に気をつけ、考え方の幅を広げるトレーニングを続けるだけで、薬に頼らずに私のこころは健康を取り戻すことができたのです。

（人って、薬で症状を無理矢理抑えなくても、自分の力で健康を取り戻すことができるんだ。薬に頼らないってことは、人を信じるってことなんだ）

そう思った私がなんとなく視線を感じてふと振り返ると、クリニックの窓から私に手を振る3人の姿が見えました。

家に帰った私は、小皿をひとつ取り出しました。そしてずっと握りしめていた卒業コアラをそっと置いて、小さな声でつぶやきました。

「ありがとうございました」

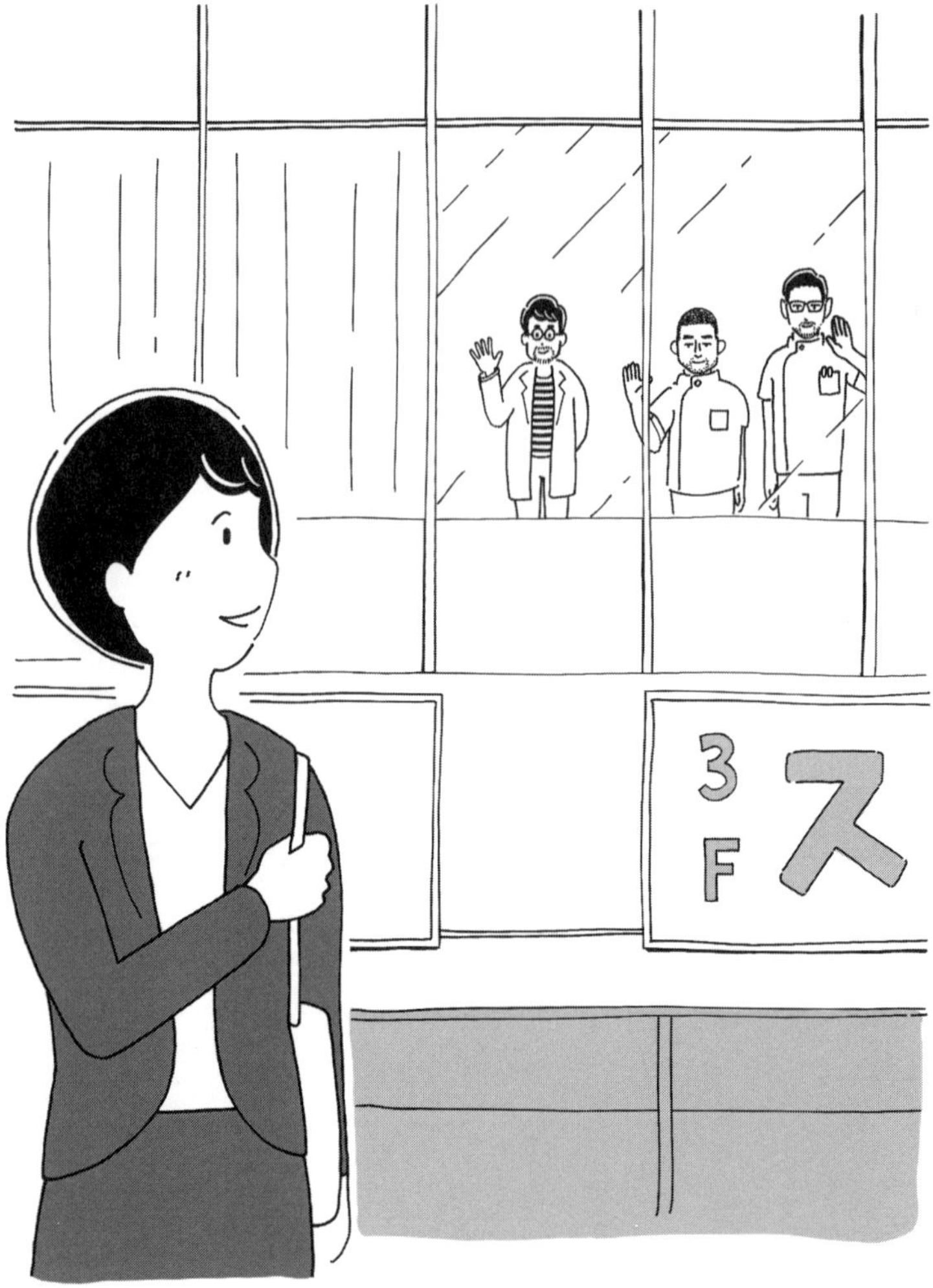
3F ス

少し長めの「あとがき」

ボーボット・メディカル・クリニック院長／精神科医
亀廣聡

近年、臨床現場において「患者さんのストーリー」を社会資源として活用しようという動きがはじまっています。この患者さんの紡ぐ〝ストーリーと対話にもとづく医療〟は「ＮＢＭ（Narrative Based Medicine）」と呼ばれており、生活習慣を把握し、患者が抱える種々の問題、個人の背景や価値観を共有するといった患者さん目線の治療が重視されます。闘病記と呼ばれる書籍の中にもＮＢＭの原形を見出すことができます。また、古来漢方の伝承においては〝口訣《くけつ》〟と言って、その秘訣が口伝えにより大切に伝承されてきました。まさに漢方薬は「ＮＢＭ」の結晶そのものと言えます。

一方、従来の精神科医療は「ＥＢＭ（Evidence Based Medicine)」が基本となっています。「ＥＢＭ」とは科学的根拠にもとづく医療のことで、「科学的根拠（エビデンス)」「医師の経験・知見」「患者さんの価値観」の3要素を総合的に判断して治療方針を決める医療モデルを指します。

しかし、この「エビデンス」というものが〝くせ者〟なのです。効率的で高精度な医療のためにエビデンスは有効ではありますが、それは一般論・確率論にすぎず、すべての患者さんにあてはまるわけではないという問題を内包しています。それに、科学的データと呼べば聞こえはいいですが、数字は見ようによって変わるものです。悪意はなくても、エビデンスの目的が〝薬〟の販路拡大だとしたら恐ろしいことです。

「ＮＢＭ」は、「ＥＢＭ」の3つの要素のひとつ〝患者さんの価値観〟へのアプローチとも言えます。「ＥＢＭ」と「ＮＢＭ」は対立ではなく補完し合うべきもので、患者さん中心の医療の両輪であり、そのバランスこそが大切です。ところが実態はエビデンス一辺倒の医療が氾濫しているように思えます。

「ＥＢＭ」が大量生産されたファストファッションや既製品だとしたら、「ＮＢＭ」

はそれぞれのクライアントに合わせてつくり上げる、いわば「ビスポーク」だと言うと少し言いすぎでしょうか。

ただし患者目線の尊重と言っても、それは患者さんにおもねってばかりいるということではありません。甘言《かん》を弄《ろう》して患者さんをありのままで認めようとする、そんな医療のあり方では気分障害の寛解は望めません。

「ありのままを受け入れる」とか「自由意志の尊重」などということは、人が健康な状態である場合には然るべきことですが、不健康な状態である患者さんに対しては、そのままの状態で放置することにつながりかねません。それでは〝病み終えない人たち〟を生み出しかねないのです。

本書は、登場人物の口から語られる物語（闘病記）がベースになっています。そこに医学的な観点から注釈を加えつつストーリーが展開します。単なる個人的な闘病記と異なり、まさにＮＢＭとＥＢＭの融合と言えます。

こんな難解で繊細な問題を身近に感じ理解していただくために、夏川さんのストーリーテリングと、私自身の治療経験をコラボさせて、フィクションとノンフィクションとの間を往き来させようというのが、本書のそもそもの狙いでした。

結果、晴野ひなたという〝架空の主人公〟に、ボーボット・メディカル・クリニックという〝実在のクリニック〟を受診させて治療経過を見せるという独創的な手法と、夏川さんの豊かな想像力により、軽さの中にも深みのある過去に例を見ない意義ある読み物になったと思います。


2008年7月、福岡で開催された第5回うつ病学会のクロージングセッションを、私は今でも鮮明に覚えています。

演者は精神療法の第一人者であり稀代の治療者、指導者である神田橋條治《じょうじ》先生です。神田橋先生の姿を間近で見られることなんてめったにありません。最前列に近い席に陣取ると、目の前にはうつ診療や研究の第一人者である、坂元薫先生、井原裕先生、内海健先生、田島治先生、宮岡等先生といった、憧れの先生方の後ろ姿が見えます。まるでビートルズとストーンズとエルヴィスを一度に視界に入れるようなものです。

そんな感動のなか、登壇した神田橋先生は、静かに、しかし力のこもった声でこうおっしゃいました。

「この2日間、うつ診療に関連する講演が多数行われたが、どれひとつとして治療終結をどうやって迎えるのかという内容のものがなかった……」

この言葉に、私は強烈なインパクトを受けました。自分自身も含め、現在の精神科医療は〝病み終えない人たち〟を生み続けているにすぎないのではないか……。この日から「治療終結をどうやって迎えるのか」、このフレーズが私の精神科医としてのテーマとなりました。こうして復職後再発率0％を目指す戦いがはじまったのです。

当院では、抗不安薬と睡眠薬はいっさい使いません。抗うつ薬投与は、この7年間で2症例だけです。気分安定効果が期待できる、非定型抗精神病薬や気分安定薬を一時的に使うことはあっても、最終的には漢方薬だけに絞り込みます。漢方薬の力を借り、生活指導を徹底的に行い、脳のコンディションを整え、認知を整えるためのコーチングを行います。そして対人関係に焦点をあてた具体的な介入を行います。

「漢方薬だけで治るんだろうか？　生活習慣や考え方を変えるというだけで本当に今のつらさから解放されるんだろうか？」

自らが選んだはずの〝薬に頼らない治療〟なのに、治療の初期段階においては、必ずこう疑ってしまう時期があるのです。

そんな迷いを消し去ってくれるのは、グループセラピーに参加する多くの先輩患者さんの存在です。彼らの回復を目のあたりにして、迷いがなくなっていくのです。そして〝治療終結〟に向かって自ら舵を切り、自らのモチベーションを動力として進んでいくのです。

当院での治療後、復職時によく起こる象徴的な出来事をご紹介します。

患者さんの職場の上司や産業医などは、よくこう言います。

「薬なしで、生活指導や呼吸法で病気が治るなら苦労しないよ」

再発必至だと彼らは思うのです。

生活指導やコーピング、認知行動療法といった非薬物療法に対する世間一般のとらえ方はその程度にすぎないのです。

産業医が精神科医の場合は、その傾向はもっと強まります。

「漢方薬だけで病気が治せるか！　それで治るなら苦労しない！　ちゃんと薬飲め！」

復職時面談で患者に突然怒り出す精神科産業医もいました。患者さんは当然ながら困惑することになります。長く厳しい治療に耐えて、ようやく主治医である私から復職許可が出たというのに、褒めてもらえるどころか、思わぬ攻撃を受けるのですから……。

ところが復職後、1年、2年と経過するうちに、精神科産業医が「君の飲んでいた漢方って何だったったっけ？」と尋ねてきたり、人事課長が「君の通っていたクリニックに○○君も受診させたいと思うんだが」と言い出したり、会社の食堂で上司から突然「じつは、うちの娘も精神科へ長い間通院しているんだが、なかなかよくならないんだ……」と相談を持ちかけられたりするようになるのです。

治療終了後1年以上経って、職場がやっと治療効果に気づきはじめます。そして従業員を大切にしている会社は、第2、第3の患者さんを当院へ送ってきます。こうして当院は少しずつアライアンス企業を増やしてきたのです。

一方で、産業医が内科医など非精神科医の場合は、しばしば従業員が紹介され当院を受診します。笑い話に聞こえるかもしれませんが、当院に製薬会社の社員が営業に来ることはありませんが、こっそり患者として受診することはよくあるのです。

誤解なきようつけ加えておきますが、精神科産業医の中にも当院の治療方針に共感してくださる先生はいらっしゃいます。長年安定就労できていない職員に、こっそり当院への相談を勧めてくださったり、復職後も職場で呼吸法を指導してくださったりするのです。しかし、このような例はまだまだ本当にわずかなのです。

先日、日本うつ病学会が、働く双極性障害の患者さんの治療体験記を、学会フェロー医師に対して募集しました。学術学会がこのような取り組みをすることは、過去になかったように思います。これは、まさに前述の「ＮＢＭ」の応用になるものと期待しています。

当院からも多くの患者さんにご協力いただき、提出させていただきました。体験記を読めば、医師がどんな治療を行って、その結果がどうなのか一目瞭然です。

当院の患者さんの共通点は、その多くが最終的に漢方薬以外の薬を使っていなかったという点です。漢方薬で治るというエビデンスはない、という専門家もいるかもしれません。しかし1～2例ではなく全症例が、同じ治療を受けて同じ結果となっているのです。多くの患者さんが、薬に頼らず寛解に至っているという事実は誰にも否定できません。まさに"The proof is in the pudding."なのです。

本書では、精神科医療の批判のように感じられる箇所があちこちにあります。じつは、作家の夏川さんから上がってきた原稿を読んで、現在の精神科医療を否定した、自画自賛・唯我独尊だと受け取られないかと心配になりました。

しかし、対立軸を際立たせるためにあえてそのままにしています。そのため、この本を専門家が読むと想定すると、拒絶反応を起こされることもあろうことは想像に難くありません。本書を否定したくなるでしょうし、お怒りになる先生もいると思います。都会の恵まれた環境だから言えることだと切り捨てる先生もいらっしゃるかもしれません。

もちろん、私は精神科医療のすべてを否定しているわけではありません。既に医療崩壊を起こしつつある現場において、今この瞬間も身を削るような思いで臨床・研究に取り組まれておられる先生方を尊敬しています。それに、来る患者さんを断らない医療の大変さは、過去に私自身が身にしみて知っていることでもあります。

しかし精神科医療批判は、すでに外部から静かに確実に精神科医療の世界に染み込んできているのです。このままでは精神科医療が社会から何も期待されなくなるのではないかという危機感を覚えるのです。

一方、本書を読んで当院への受診を考えている人には、厳しい治療を覚悟して来てほしいと思います。

私が駅で患者さんに声をかけて受診してもらうことはありません。

この物語では、読みやすさの観点から楽しい診察とやりとりになっていますが、実際にはとっても硬派なクリニックです。

読み物としての便宜上、縦割りの診療になっていますが、実際にはいろいろなことが並行して進むことになります。

私は診察中にコアラのマーチは食べません。ダジャレはたまに言いますが、耳に逆らうような厳しいこともいっぱい言います。頼りになる薬は必要とあらば使いますし、苦い漢方も飲んでもらいます。

〝薬に頼らない治療〟の舞台裏では、想像もつかぬ厳しい試練があるのです。そうでなければ、再発再休職0％なんてことにはなりえないのです。

主人公が学んでいく専門的知識やロジカルな対処法も、実際にはもっと多種多様なものが存在します。患者さんにも自らの病気の専門家になっていただくのです。

当院はツンデレな側面はありますが、決してデレツンではありません。その辺が、読者のみなさまにも伝わりつつ、楽しく読み終えていただけていれば、これ以上はありません。何より本書をきっかけに、〝薬に頼らない治療〟に対して、1人でも多くのみなさまにご興味を持っていただければ幸いです。

付け足しになりますが、じつは、作家の夏川さんは、私の高校時代の同級生です。高校卒業後、私は医学の道へ進み、精神科医として患者さんの職場復帰支援を、彼は作家・講師など七つの顔を持ちながら、コミュニケーションを切り口にしたメンタルヘルスセミナーのプロになっていました。

昨年、卒業後35年ぶりに会う機会を得て、いつかどこかでコラボできればいいねと別れたその数か月後、本書の企画が実現することとなったのです。縁とは不思議なものです。

もうひとつ付け足しますが、夏川さんによると、本書に登場するコアラのマーチの絵柄はすべて実在するものだそうです。ご興味があれば探してみてください。

最後に、いつも支えてくれている妻、子どもたちに感謝。うつ診療の奥深さと面白さを教えてくださった先生方に感謝。職域の立場から〝薬に頼らない治療〟にご理解いただき、一緒に支えてくださっている経営者・人事担当者・社労士・産業医はじめ産業保健スタッフなど多くのみなさまに感謝。監修作業にも協力いただいたクリリン、ピッコロさんこと、作業療法士の有田和人、角幸一、両氏に感謝。患者さんの日々の健康管理を任せている看護師、村井千恵氏に感謝。ケースワーカー、心理士、その他多くのチーム医療スタッフに感謝します。これからもみんなで力を合わせて、1人でも多くの人の〝サスティナブルリワーキング〟というゴールに向かって邁進しましょう。

投薬治療を受けながらも長期間職場復帰できずにいる、1人でも多くの人にこの本が届きますように、そしてそんなすべての人の真の復職をこころより願っています。

「ありがとうございました」

亀廣　聡（かめひろ　さとし）

ボーボット・メディカル・クリニック院長・精神科医、日本うつ病学会双極性障害委員会フェロー、日本医師会認定産業医、日本精神神経学会認定精神科専門医、精神保健指定医、認定NPO法人健康都市活動支援機構理事。関西医科大学卒業後同脳神経外科入局。大阪府立中宮病院精神科勤務を経て、民間病院に勤務。のちに院長就任。うつ診療の構造化と休職者リワークを先がけて試行。院内処方単剤化に取り組み、入院、外来処方から睡眠薬、抗不安薬のすべてを一掃した。薬に頼らない医療を実践し多くのメディアが注目。その後、独立し2013年リワーク専門の心療内科「ボーボット・メディカル・クリニック」を設立。睡眠薬、抗不安薬ゼロ処方を実践し、薬に頼らない治療モデルを展開している。漢方処方と多職種チーム医療を基軸としたリワークプログラムを構築し、7年間で支援した復職者は200人以上に及ぶ。現在もなお再発、再休職率0%を維持している。「従業員のこころのケアから健康経営のお手伝いまで」を担う独自のEAPサーヴィス"SEAPO"を数多くの企業へ提供している。現在30数社の企業、団体とアライアンス契約を結び企業のメンタルヘルスの主治医として活躍している。

夏川立也（なつかわ　たつや）

作家。京都大学工学部卒。六代目桂文枝の弟子。吉本興業の"元祖京大卒漫才師"としてデビューした後、講師・構成作家としても活躍。現在、年間200回を超える講演会・研修会を、企業・組合・地方自治体・教育機関等にて行っている。テーマは「"笑い"の働きかけを通じた、社内・対顧客コミュニケーションの改善」。聴講者（受講者）の累計は25万人。著書に『誰からも必ず「よかった！」と言われる話し方39のコツ』（日本実業出版社）他多数。

復職後再発率《ふくしょくごさいはつりつ》ゼロの心療内科《しんりょうないか》の先生《せんせい》に「薬《くすり》に頼《たよ》らず、うつを治《なお》す方法《ほうほう》」を聞《き》いてみました

2020年6月20日　初版発行
2021年1月20日　第2刷発行

著者　亀廣　聡
　　　夏川立也

発行者　杉本淳一

発行所　株式会社日本実業出版社　東京都新宿区市谷本村町3-29 〒162-0845
大阪市北区西天満6-8-1 〒530-0047
編集部 ☎03-3268-5651
営業部 ☎03-3268-5161　振替　00170-1-25349
https://www.njg.co.jp/

印刷／厚徳社　製本／共栄社

この本の内容についてのお問合せは、書面かFAX（03-3268-0832）にてお願い致します。
落丁・乱丁本は、送料小社負担にて、お取り替え致します。

ISBN 978-4-534-05787-7　Printed in JAPAN

日本実業出版社の本

誰からも必ず「よかった！」と言われる話し方39のコツ

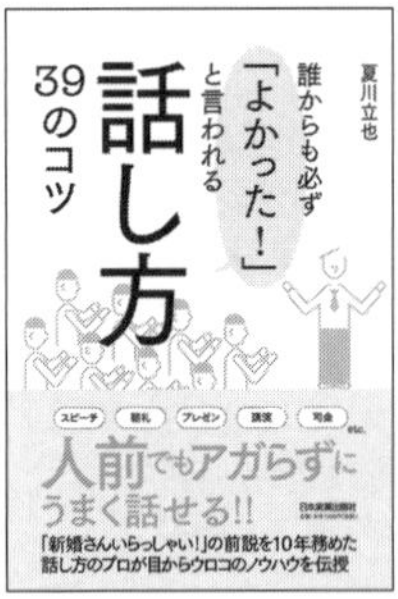

夏川立也
定価本体1300円（税別）

スピーチ、プレゼン、講演……これで人前であがらずにうまく話せる!! セミナーや研修で 10年以上、25万人に「よかった！」と言われた「場づくり×ネタづくり×パフォーマンス」という実践型テクニックを解説。

「今、ここ」に意識を集中する練習
心を強く、やわらかくする「マインドフルネス」入門

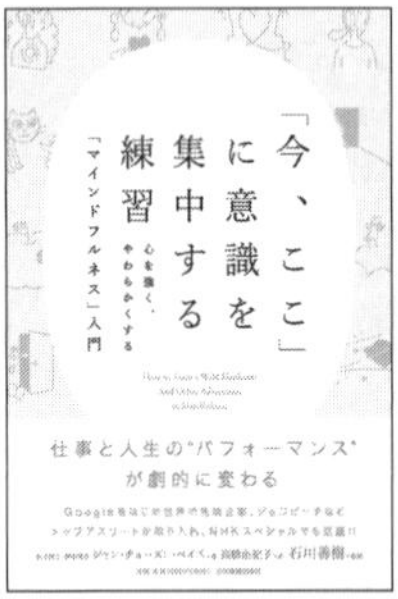

ジャン・チョーズン・ベイズ 著
高橋由紀子 訳
石川善樹 監修
定価本体1600円（税別）

今注目の「マインドフルネス」が 53の練習で手軽に実践できる。「今、ここ」に意識を集中すると、過去の出来事にくよくよして後悔することも未来への不安もなくなり、仕事と人生のパフォーマンスが変わる！

うちの夫が糖尿病になっちゃった!
ズボラ夫が血糖値を下げた方法

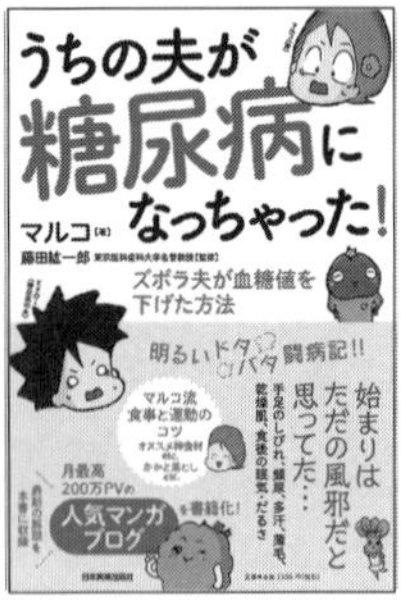

マルコ
定価本体1300円（税別）

月最高 200万 PVの人気マンガブログが書籍化！ ナゾの咳が止まらない夫が病院で糖尿病と告げられ…知識ゼロから奮闘するマルコと家族の明るくて“ためになる”ドタバタ闘病記。オススメの神食材も多数紹介。

定価変更の場合はご了承ください。